TITRES ET TRAVAUX SCIENTIFIQUES

TITRES

ET

TRAVAUX SCIENTIFIQUES

DU

DOCTEUR GABRIEL FLORENCE

LYON
ÉDITIONS DU SERVICE PHOTOGRAPHIQUE
DE L'UNIVERSITÉ

—

1930

TITRES ET FONCTIONS

TITRES ET FONCTIONS UNIVERSITAIRES

Docteur en Médecine (1918).
Pharmacien de 1re Classe (1919).
Diplômé du Certificat d'Hygiène (1920).
Préparateur au Laboratoire de Pathologie générale (1911-1913).
Préparateur au Laboratoire de Chimie biologique (1913-1920).
Chargé du cours d'Hygiène Industrielle à l'Ecole Centrale Lyonnaise (depuis 1919).
Agrégé de Chimie médicale (Concours de 1920).
Chef des travaux de Chimie analytique et de Toxicologie (depuis 1921).
Chargé du cours de Toxicologie (depuis 1921).
Chargé du cours de Chimie biologique (Etudiants en Pharmacie) (depuis 1921).
Certificats de Licence (Physiologie 1925. Botanique 1926).
Docteur ès-Sciences (Université de Paris, 1928).

TITRES HOSPITALIERS

Externe des Hôpitaux (Concours de 1906).
Interne des Hôpitaux (Concours de 1909).

SOCIETES SAVANTES

Membre de la Société chimique de France.
Président de la Section Lyonnaise de la Société chimique de France (1920).
Membre du Conseil non résidant de la Société chimique (1930).

DISTINCTIONS HONORIFIQUES

Chevalier de la Légion d'Honneur.
Croix de Guerre.
Officier d'Académie.
Médaille de vermeil des Epidémies.

PUBLICATIONS PAR ORDRE CHRONOLOGIQUE

1. SUR UN CAS D'ENDOCARDITE RHUMATISMALE.
(*Lyon Médical* 1910).

2. SUR UNE NECROSE ISCHEMIQUE DU MYOCARDE.
(*Lyon Médical* 1910).

3. SUR UN CAS DE SPLENOMEGALIE TUBERCULEUSE.
(*Lyon Médical* 1910).

4. SUR UN KYSTE DERMOIDE DE L'OVAIRE.
(*Lyon Médical* 1911).

5. DEUX CAS DE GASTRECTOMIE.
(*Lyon Médical* 1911).

6. ABCES DU FOIE ET CANCER. (En collaboration avec le Dr V. Cordier).
(*Lyon Médical* 1911).

7. DIABETE ET ATHETOSE. (En collaboration avec M. le Professeur P. Courmont).
(*Lyon Médical* 1911).

8. SUR UN CAS DE SPIROTRICHOSE. (Encollaboration avec M. le Professeur J. Courmont).
(*Lyon Médical* 1912).

9. SUR UNE RUPTURE SPONTANEE DE L'AORTE. (En collaboration avec M. le Professeur J. Courmont).
(*Lyon Médical* 1912).

10. LES MANIFESTATIONS NERVEUSES DU TYPHUS EXANTHEMATIQUE.
(*Thèse pour le Doctorat en Médecine* 1918).

11. NOTE DE LABORATOIRE SUR LES BIPICRATES D'ARGININE ET D'HISTIDINE. (En collaboration avec M. le Professeur Hugounenq).
(*Bull. Soc. Ch. Biol.*, T. 1, n° 3, octobre 1913).

12. ETUDE D'UN CAS D'ADIPOCIRE.
(*Bull. Soc. Chim. Biol.*, novembre-décembre 1919).

13. RECHERCHES SUR LA SYNTHESE DES ACIDES AMINES AROMATIQUES DANS LA CELLULE VIVANTE. (En collaboration avec M. le Professeur Hugounenq).
(*Bull. Soc. Chim. Biol.*, Janvier-février 1920).

14. ETUDE DE L'ASPERGILLINE. (En collaboration avec M. le Professeur Hugounenq).
(*Bull. Soc. chim. Biol.* 1920).

15. SUR L'ACIDE GLUTAMIQUE. (En collaboration avec M. le Professeur Hugounenq).
(*Bull. Soc. Chim.*, juillet 1920).

16. EXPERIENCE DE COURS SE RAPPORTANT A L'AZOTEMIE. (En collaboration avec M. le Professeur Hugounenq).
(*Bull. Soc. Chim. Biol.*, avril 1921).

17. SUR LES DERIVES DE QUELQUES ACIDES AMINES. (En collaboration avec M. le Professeur Hugounenq).
(*Bull. Soc. Chim. Biol.*, avril 1921).

18. A PROPOS DE LA REACTION DU BIURET. (En collaboration avec M. le Professeur Hugounenq et E. Couture).
(*Bull. Soc. Chim. Biol.* 1923).

19. CONTRIBUTION A L'ETUDE DES ACIDES AMINES. CONDENSATION DU GLYCOCOLLE. (En collaboration avec M. le Professeur Hugounenq et E. Couture).
(*Bull. Soc. Chim. Biol.*, T. 6, p. 672, 1924).

20. SUR L'ACIDE PICROLONIQUE. (En collaboration avec M. le Professeur Hugounenq).
(*Bul. Soc. Chim. Biol.*, 1925 p. 59).p. 59).

21. SUR QUELQUES COMPLEXES DU CHROME AVEC LES ACIDES AMINES. (En collaboration avec le Dr Couture).
(*Bull. Soc. Chim.*. 34, p. 643).

22. SUR LES ACIDES NON SATURES.
(*Bull. Soc. Chim.*, 41 p. 440-1927).

23. LES TRICHLORACETATES D'ALCALOIDES.
(*Bull. Soc. Chim.* 1927).

24. DE L'EMPLOI DE L'ACIDE TRICHLORACETIQUE EN TOXICOLOGIE.
(*Bull. Soc. Chim.* 1927).

25. CHIMIE DES PRINCIPES HYPOGLYCEMIANTS.
(*Journal. Médec. de Lyon*, 1927).

26. LES UREIDES DES AC. BROMO-VALERIQUES. INFLUENCE DE LA MIGRATION DE L'HALOGENE SUR LEURS PROPRIETES PHYSICO-CHIMIQUES ET PHARMACODYNAMIQUES. (En collaboration avec M. E. Fourneau).
(*Bulletin Soc. Chim.*, t. 41, p. 1518. 1927).

27. ETUDE DU PHOSPHORE DANS LE METABOLISME DU SUCRE SANGUIN. (En collaboration avec le Dr Tsen Zola).
(*Bull. Soc. Chim. Biol.*, 1927).

28. CONTRIBUTION à L'ETUDE DES UREIDES DES ACIDES BROMO-VALERIANIQUES. (En collaboration avec M. E. Fourneau).
(*Bull. Soc. Chim.*, 43, p. 211-1928).

29. CONTRIBUTION CHIMIQUE A L'ETUDE DE LA NARCOSE PROVOQUEE.
(*Thèse doctorat ès-Sciences*, Paris, 1928).

30. PRECIS DE PHARMACODYNAMIE. (En collaboration avec M. le Professeur Hugounenq).
(Masson, édit., 1928).

31. INFLUENCE SUR LES PROPRIETES PHYSIOLOGIQUES DE LA MIGRATION DE L'HALOGENE DANS LA CHAINE DES ACIDES BROMO-VALERIANIQUES. (En collaboration avec M. E. Fourneau).
(*Bull. Soc. Chim.*, 43, p. 1027-1928).

32. VARIATIONS DES DIVERSES FORMES DU PHOSPHORE SOUS L'INFLUENCE DU DIABETE ET DES PRINCIPES HYPOGLYCEMIANTS. (En collaboration avec les Drs Enselme et Tsen Zola).
(*Bull. Soc. Chim. Biol.*, mai 1928).

33. RECHERCHES SUR LE METABOLISME BASAL DANS LES AFFECTIONS THYROIDIENNES. (En collaboration avec les Drs Enselme et Creyssel).
(*Journ. Médic. de Lyon*, 1929).

34. CONSTITUTION CHIMIQUE ET PROPRIETES THERAPEUTIQUES.
(*Journ. de Méd. de Lyon*, 1928).

35. QU'EST-CE QUE LE METABOLISME BASAL ? (En collaboration avec le Dr Enselme).
(*Journ. Méd. de Lyon*, 1929).

36. METABOLISME DES CHLORURES. RAPPORT PRESENTE AU CONGRES DE LYON DE L'ASSOCIATION FRANÇAISE POUR L'AVANCEMENT DES SCIENCES. 1928.

37. LA THERAPEUTIQUE MODERNE. (Collection Armand Collin). (Sous presse).

38. SUR QUELQUES COMPOSES DU CHLORAL. (En collaboration avec M. E. Fourneau).
(*Bull. Soc. Chim.*, 1930).

39. LES PROBLEMES DE LA BIOCHIMIE MODERNE. (En collaboration avec le Dr Enselme.
(Doin, édit.). (Sous presse).

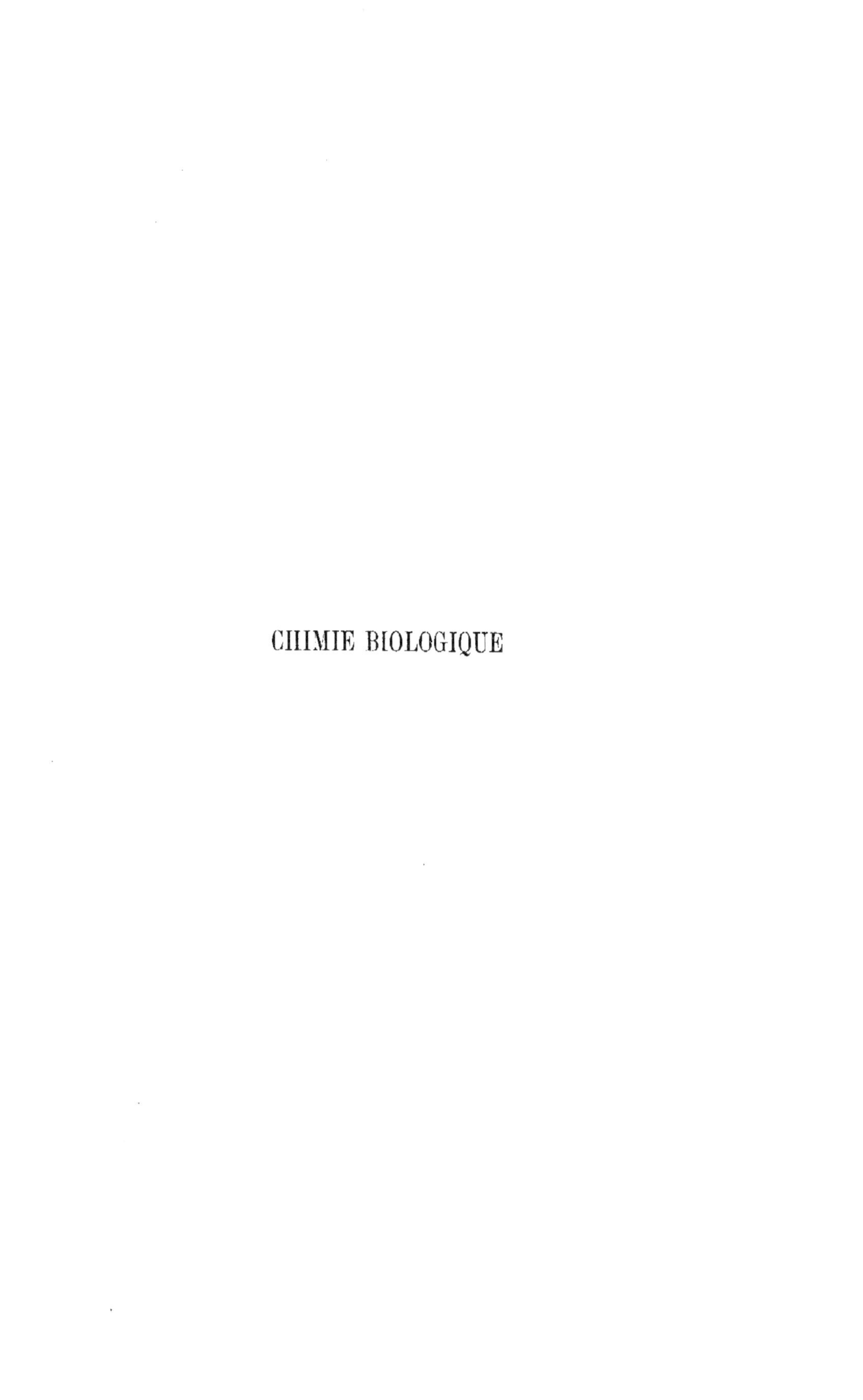

CHIMIE BIOLOGIQUE

CHIMIE BIOLOGIQUE

RECHERCHES SUR LES ALBUMINES

Sous la direction de notre Maître, M. le Professeur Hugounenq, nous avons, pendant de nombreuses années, étudié les produits de désintégration des peptides. En particulier, nous nous sommes efforcé de fixer une technique permettant par des cristallisations faciles d'isoler les acides aminés dont la séparation par les procédés classiques est lente et laborieuse.

L'étude de la synthèse et de l'évolution de ces acides a aussi attiré notre attention.

1° RECHERCHES SUR LA SYNTHESE DES ACIDES AMINES AROMATIQUES DANS LA CELLULE VIVANTE (13-14)

Les problèmes que soulève le mode de formation des matières albuminoïdes dans les tissus ont été rarement abordés et on peut dire de la plupart d'entre eux qu'ils ne comportent pas de solution précise. Il est un point en particulier qui n'a pas encore été élucidé, c'est la genèse des noyaux aromatiques dans la molécule protéique : tyrosine, phénylalanine tryptophane. La formation de ces complexes est de toute évidence réalisée par les végétaux. Est-elle possible dans la cellule animale et plus spécialement dans l'organisme des animaux supérieurs ? C'est là une question encore indécise.

Nous nous sommes proposé de l'étudier en commençant par des recherches sur la formation du noyau cyclique chez les végétaux inférieurs.

Raulin en donnant la formule d'un milieu artificiel chimiquement défini et sur lequel on pouvait étudier la croissance de l'Aspergillus Niger, a imaginé une technique féconde pour la recherche des éléments nécessaires à l'alimentation. Dans l'étude détaillée de son milieu de culture, il a énoncé des données qui n'ont jamais été controuvées depuis.

Les recherches récentes de G. Bertrand sur le zinc par exemple, en tant qu'élément constitutif normal de la cellule vivante, ont donné la raison de la nécessité déjà constatée par Raulin, de la présence de ce métal.

C'est au liquide de Raulin que nous nous sommes adressé pour rechercher comment l'organisme végétal, avec les éléments que lui offrait ce milieu plus ou moins modifié, pouvait former les albumines possédant le noyau aromatique et, par conséquent, des acides aminés faciles à mettre en évidence. Nous avons cultivé l'A. N. sur le liquide de Raulin.

ETUDE DES SUBSTANCES PROTEIQUES DE L'ASPERGILLUS NIGER.

Nous avons d'abord procédé à des dosages d'azote, sur la totalité de la substance. Nous avons pris des voiles sporulés noirs et secs. La matière desséchée dans le vide donne au Kjeldahl 2 gr. 68 % de N total, soit approximativement 16 % d'albumine.

Nous avons pratiqué une hydrolyse chlorhydrique et une hydrolyse sulfurique sur l'ensemble de la moisissure.

a) Hydrolyse chlorhydrique. — 100 gr. de voiles mycéliens noirs secs ont été traités par 1.500 cc. d'HCl à 25 % d'HCl réel, pendant 30 heures. Nous avons obtenu les chiffres suivants :

N total	2,73
N de NH^3	0,56
N pr. p. PhW	0,63
N monoaminé	0,30

La différence entre la somme des quantités d'azote provenant de NH^3 des diamines et des monamines et de N total peut être expliquée par les spores qui résistent à l'acide malgré une attaque aussi prolongée. On les reconnaît facilement au microscope dans le résidu solide en suspension dans le liquide d'hydrolyse.

Néanmoins, comme l'action de l'acide chlorhydrique est très brutale, le sucre provenant de la charpente cellulosique ne se retrouve pas.

b) L'hydrolyse sulfurique est moins destructrice et laisse subsister des sucres réducteurs (en glucose 42,5 %).

Nous avons pris 54 gr. 28 de substance desséchée dans le vide que nous avons fait bouillir dans un mélange de 315 gr. de SO^4H^2 et de 630 gr. d'H^2O.

Les résultats ont été les suivants :

N total	2,85 %
N de NH^3	0,65
N des diamines	0,52
N des monamines	10,69

Nous avons ensuite essayé d'isoler les substances albuminoïdes du champignon. L'extraction rencontre d'assez grandes difficultés. Le mycélium est constitué par une gangue ligneuse enserrant dans ses mailles la substance protéique. Malgré un broyage poussé très loin sur une glace dépolie, ou une pulvérisation au broyeur de Kossel, nous n'avons pas réussi à l'isoler par des procédés ordinaires : épuisement par l'eau légèrement alcaline, l'eau salée et divers solvants.

Nous nous sommes arrêtés au procédé suivant :

106 gr. de moisissure sporulée sèche ont été débarrassés de pigments par un lavage à l'eau courante, aussi soigneusement que possible. Puis on a traité à l'ébullition par KOH à 10 p. 1000 (2 litres pour les 100 gr. de substance). Cette opération a été répétée trois fois de suite. On réunit les liquides.

Le résidu ainsi épuisé ne contenait plus qu'une proportion très faible d'azote. Les eaux-mères sont évaporées à un litre. On dose N, on obtient 1 gr. 4 par litre, ce qui correspond à peu près à 8 gr. 7 d'albumine. Cet azote provient du voile mycélien débarrassé de spores comme il est dit plus haut, ce qui démontre la haute teneur en azote des spores. Pour le débarrasser de KOH on sature par SO^4H^2, on évapore jusqu'à cristallisation du sulfate et on reprend par l'alcool à 50°. On filtre, on évapore l'alcool. Le résidu est repris par 500 gr. de SO^4H^2 à 20 % et on procède à l'hydrolyse à 500 cmc. On obtient les résultats suivants :

N total .... (de substance primitive, moisissure sèche).	0,64 %
N de NH^3	0,068 %
N des diamines	0,075 %
N des monamines	0,070 %
N humique (p. différence)	0,427 %

Les pertes d'azote que l'on relève dans les trois analyses précédentes proviennent des pertes à la précipitation et surtout de la formation de matières humiques particulièrement abondantes par suite de la présence des hydrates de carbone.

Dans les liquides provenant des trois hydrolyses précédentes, nous avons recherché le tryptophane et la tyrosine. Cette dernière se retrouvait toujours par le réactif de Millon. Mais le tryptophane n'a pas pu être décelé par les réactions habituelles. Ce résultat négatif peut être attribué, soit à ce que la réaction était masquée par les substances humiques, soit à la destruction du tryptophane. C'est ce qui nous a conduit à rechercher directement sur les voiles mycéliens cet acide aminé. Les deux réactions classiques d'Adamkiewicz et de Hopkins et Cole peuvent être appliquées dans ce cas : elles nous ont donné des résultats positifs. Mais la réaction qui nous semble de beaucoup préférable est celle de Herzfeld. Lorsqu'on fait agir une solution même diluée de tryptophane sur un réactif de formule suivante :

P. diméthylamino-benzaldéhyde ..	20 cgr.
HCl	500 cmc.
H^2O	500 cmc.

et que l'on expose le mélange à la lumière, on voit après quelques heures se produire une magnifique coloration violette, virant rapidement au bleu. Dans le cas particulier des voiles mycéliens plongés dans le réactif, la réaction était très nette au bout de 48 heures environ d'exposition à la lumière derrière une fenêtre bien éclairée.

Sur le liquide de Raulin ordinaire, le mycélium six à dix heures après son ensemencement, alors qu'il est à l'état de voile très léger, d'aspect floconneux, presque diaphane, contient déjà de la tyrosine et du tryptophane. La plante est donc capable de fournir les noyaux benzénique et indolique ; sa puissance synthétique apparaît déjà considérable puisque le végétal ne dispose, en fait de matière organique, que de saccharose et d'acide tartrique.

On peut se demander si, pour réaliser la formation du noyau benzénique, la plante n'utilise pas la chaîne à six atomes de carbone du glucose provenant de la saccharose. Aussi, avons-nous substitué des pentoses, arabinose et xylose au sucre de canne. La moisissure a poussé normalement sur les deux milieux de culture. La recherche de la tyrosine et du tryptophane dans le mycélium dès les premières heures de sa formation a été positive et les réactions du tryptophane particulièrement brillantes. La plante n'exige donc pas une chaîne en C^6 toute formée pour constituer le cycle hexagonal de la benzine et le noyau de l'indol.

D'autre part, nous avons remplacé tout l'azote nitrique et ammoniacal par de l'azote emprunté aux acides aminés suivants :

Glycocolle	8,40 %
Leucine (d)	14,78 %
Lysine	8,24 %
Histidine	5,83 %
Arginine (d)	4,91 %
Tyrosine	20.50 %
Phénylalanine	18,60 %
Tryptophane	11,50 %

Sur tous ces milieux, les cultures ont été normales, sauf pour le dichlorhydrate de lysine et l'histidine. Sur ces dernières, la culture a été négative, il est probable que l'acide chlorhydrique de ces deux sels bi-acides arrête le développement.

Pour les autres, le mycélium de l'aspergillus a donné très nettement les réactions de la tyrosine et du tryptophane. Si l'on remplace la totalité de N du liquide de Raulin par de l'azote emprunté à la phényl-glycine,

$$C^6H^5\text{-}NH\text{-}CH^2\text{-}COOH$$

la culture reste stérile.

(Nous avons préparé la phényl-glycine par l'action du formol sur l'aniline en présence du cyanure de potassium et de la potasse. Cette méthode brevetée par les Basler Chemischer Fabriken (D. R. P. Bd. 124, n° 145.576 et Chem. Centralblatt, 1903, II, 1098) donne un beau produit avec de bons rendements).

Dans une autre expérience, au liquide de Raulin ordinaire, nous avons ajouté de la phényl-glycine à raison de 1 gr. p. 1000. La culture pousse lentement, les sporulations se font mal. Dans un de nos essais nous avons vu apparaître, avant la sporulation sur les bords relevés du voile mycélien au contact de l'air, une traînée bleue. Ce pigment probablement de matière indigotique ne semble pas passer dans le chloroforme. Après hydrolyse rapide du mycélium frais par SO^4H^2 à 10 %, on obtient la réaction d'Hopkins et Cole.

La même expérience a été faite avec de l'acide ortho-nitro-phényl-propionique et dans les mêmes proportions (1/1000).

La culture est misérable, en grains riziformes isolés recroquevillés gris-verdâtre sans sporulation. La plante souffre manifestement.

De ces expériences, on peut tirer les conclusions suivantes :

1° L'Aspergillus Niger constitue les matières protéiques de ses tissus avec des composés organiques ternaires en présence de corps azotés minéraux. Cette notion n'est pas nouvelle, mais nous pouvons ajouter que les substances albuminoïdes ainsi produites sont analogues aux protéines ordinaires et, en particulier, contiennent des acides aminés aromatiques (tryptophane, tyrosine).

2° La moisissure peut faire la synthèse du cycle fermé de la benzine et du noyau de l'indol avec de la saccharose, de l'acide tartrique et de l'azote minéral.

La production de ces composés aromatiques se manifeste dès le début de la formation du voile mycélien ; elle est indépendante de la présence dans le milieu de culture des hydrates de carbone en C^6 ou C^{12} et peut être réalisée avec la chaine carbonée des pentoses.

Les choses se passent donc, comme si la plante procédait d'abord à une destruction profonde des substances organiques, dont elle dispose pour réédifier ensuite de toutes pièces avec des composés résiduels très simples, les albumines de ses tissus, et il est impossible de ne pas faire le rapprochement avec les phénomènes de broyage moléculaire et de synthèse des protéines qui résument le procès digestif de l'élaboration des albumines spécifiques chez les animaux supérieurs.

3° Cette conclusion est fortifiée par la facilité avec laquelle l'Aspergillus utilise l'azote d'un acide aminé pour fabriquer les autres amino-acides qui entrent dans le complexe moléculaire de ses matières protéiques.

4° Il est néanmoins des acides aminés (produits exclusifs du laboratoire, il est vrai) que la plante n'assimile pas et qui ont un effet toxique sur la plante.

2° ETUDE DE L'ASPERGILLINE (13-14)

Au cours des recherches précédentes sur le métabolisme du noyau benzénique dans les tissus de la plante, nous avons été amenés à étudier de près le pigment noir de l'Aspergillus obtenu en 1891, par Linossier, qui en avait montré les analogies avec l'hématine.

L'Aspergilline se comporte comme une substance acide et c'est cette propriété qu'avait utilisée Linossier pour son extraction.

Nous l'avons préparée de la façon suivante : après avoir séparé mécaniquement les spores du mycélium par malaxage sous un filet d'eau, ces spores ont été traitées à froid par de la soude à 10 %, qui dissout instantanément l'Aspergilline. On filtre et on sépare ainsi le pigment de son enveloppe. La solution alcaline exactement saturée par SO^4H^2 laisse précipiter en flocons amorphes la substance noire plus ou moins pure. Cette dernière a été recueillie par décantation, suivie de centrifugation et lavée, jusqu'à ce que les eaux de lavage ne contiennent plus de SO^4Na^2.

Pour l'obtenir aussi pure que possible, elle a été redissoute dans l'eau ammoniacale et précipitée de cette solution par l'acide acétique. Recueillie à nouveau par centrifugation et lavée plusieurs fois à l'eau distillée, elle a été séchée dans le vide sur SO^4H^2.

La substance ainsi obtenue se présente sous forme d'une poudre brillante, non cristallisée, insoluble dans l'eau et dans les acides, très soluble dans les alcalis.

0,3997 de substance donnent 0,0199 de cendres, soit 4,97 %. Ces cendres sont colorées en brun par de l'oxyde de fer ; elles se dissolvent intégralement dans NO^3H. Leur analyse qualitative révèle la présence de Fe, de S, de Zn et de Ca.

Nous avons dosé le zinc dans ces cendres suivant la méthode de Delezenne qui s'inspire du procédé imaginé par Bertrand et Javillier (A. I. P. 1908) :

0,7990 de substance ont été traités par le mélange nitroso-sulfurique (produits purs exempts de As et de Zn). La substance a été détruite en une demi-heure environ. Le liquide a été transvasé dans une capsule de platine, chauffée au bain de sable et à feu nu jusqu'à disparition des vapeurs blanches de SO^4H^2.

Le résidu a été repris par HCl concentré, évaporé à siccité au bain-marie repris par HCl dilué et filtré. Il est resté un léger dépôt de silice sur le filtre. Le filtrat a alors été vers goutte à goutte dans une solution de NH^3 à 5 %. Après avoir ajouté quelques gouttes de H^2O^2, on a fait tomber dans la solution ammoniacale une certaine quantité de lait de chaux jusqu'à l'apparition d'un précipité. On filtre à nouveau. Toutes les liqueurs ammoniacales contenant Zn ont été réunies. Après les avoir portées à l'ébullition, on ajoute un lait de chaux étendu jusqu'à l'élimination de NH^3. Cette opération est d'ailleurs assez longue. Le zinc se trouve précipité alors à l'état de zincate de chaux. On dissout ce précipité recueilli sur un filtre, par HCl à 10 % et on sature par H^2S pour le débarrasser de Cu et de Pt.

Après élimination (par ébullition) de H^2S, on évapore à siccité, on reprend par une solution à 10 % d'acétate d'ammoniaque et d'acide acétique et on précipite Zn par H^2S.

Le précipité de sulfure de Zn ainsi obtenu n'était pas pur. Il était coloré par du sulfure de fer. Ce dernier a été introduit, du moins en partie, par la chaux [1].

Nous avons réussi à otenir un sulfure de Zn parfaitement blanc et pur en modifiant de la façon suivante le procédé de Delezenne. Après avoir précipité Cu et Pt par H^2S en milieu chlorhydrique et avoir chassé H^2S à l'ébullition, on évapore à siccité et on reprend par un mélange de HCl et de NO^3H. On fait bouillir pour peroxyder le fer, on alcaline par un excès de NH^3 et dans cette liqueur alcaline on ajoute une goutte d'une solution de sulfate d'alumine à 5 %. Il se produit un précipité floconneux d'alumine qui entraîne tout l'oxyde de fer, lequel en l'absence d'alumine reste à l'état colloïdal. On filtre, on évapore au bain-marie et on reprend par la solutin d'acétate d'ammoniaque en solution acétique; on obtient alors par H^2S un précipité parfaitement blanc de sulfure de zinc. Ce dernier est alors dissous dans SO^4H^2 à 10 %, puis évaporé au bain-marie dans une capsule tarée.

Le sulfure de zinc impur et coloré nous avait donné 0 gr. 0027 de sulfate de zinc ou 2 gr. 74 de zinc pour 100 de cendres.

Ce même précipité, débarrassé de l'oxyde de fer, nous a donné 0,0024 de sulfate.

Le dosage de la chaux a donné par rapport à l'aspergilline totale 3,7 % et, par rapport aux cendres, 74,4 %.

A notre connaissance, l'analyse élémentaire de l'Aspergilline n'ayant pas été faite, nous avons brûlé deux échantillons de notre produit et obtenu les résultats suivants (déduction faite des cendres) :

	I	II
C	47,31	46,95
H	7,23	7,22
N	11,43	11,43
O	34,03	34,40

Cette analyse montre une analogie remarquable avec une substance embryonnaire d'origine animale : l'hématogène de l'œuf. Cette substance, décrite par Bunge et dont

1. Nous avons employé de la chaux vendue comme pure par le commerce. Elle était rigoureusement exempte de chlore, mais contenait des traces de fer.

l'étude a été reprise par MM. Hugounenq et Morel (C. R., 10 avril 1905) a donné à ces auteurs les chiffres suivants :

C	43,5
H	6,9
N	12,6
P	8.7
Fe	0,455
Ca	0,352
Mg	0,126
S	0,57
O	27,387

Il convient de souligner le rapprochement qui existe entre la substance embryonnaire animale qu'est l'hématogène et l'Aspergilline. L'une et l'autre semblent être des produits extrêmement condensés ou viennent s'accumuler tous les éléments minéraux nécessaires au développement ultérieur de l'animal ou de la plante.

Mais cette analogie entre l'hématogène d'une part, l'hématine de l'autre, analogie qu'avait déjà signalée Linossier, apparaît plus étroite encore, si on poursuit l'étude des noyaux cycliques constitutifs de cette substance :

Cinq grammes d'Aspergilline, additionnés de 50 gr. de KOH, ont été fondus suivant les méthodes de Nencki sur un bain métallique, constitué par de la soudure des plombiers. On a maintenu une température de 200 à 290° pendant quatre jours. Dès le début, s'est dégagée une mousse abondante avec production de NH^3 et d'un composé à odeur d'amylamine.

Dans le distillat, on met en évidence d'une façon très nette l'indol par la diméthylamino-benzaldéhyde en milieu chlorhydrique qui donne une coloration rouge pourpre. La présence de l'indol est confirmée par la formation de nitro-indol et par la réaction du copeau de sapin.

La masse alcaline restée sur le bain métallique, reprise par l'eau, traitée par HCl en excès, cède à l'éther de petites quantités d'acides gras.

L'analogie entre la constitution des noyaux du pigment sanguin chez les animaux supérieurs et du pigment chlorophyllien des plantes vertes se poursuit jusque dans la matière colorante élaborée par un végétal inférieur, tel que l'Aspergillus.

3° ETUDE DE L'ADIPOCIRE (gras de Cadavre).

Un des problèmes biologiques des plus curieux est celui que présente la transformation, parfois intégrale, du tissus graisseux, transformation que l'on rencontre sur les cadavres inhumés dans certaines terres argileuses, ou à la suite d'un long séjour dans l'eau.

C'est ce qui nous a poussé à entreprendre l'étude d'un très bel échantillon de « gras de cadavre » de la collection du laboratoire. Cet adipocire provient d'une exhumation pratiquée au cimetière de la Croix-Rousse, à Lyon il y a plus de cinquante ans. Il est constitué par un grand pectoral, très bien conservé dans sa forme et ayant subi l'évolution graisseuse presque complète.

Nous nous sommes demandé si nous nous trouvions en présence d'un corps gras vrai, c'est-à-dire d'éthers de la glycérine ou de savons alcalins ou calcaires ou d'acides gras libres et par quel processus on pouvait essayer d'expliquer le passage des albumines à l'état d'acides gras.

1° Un petit échantillon brûlé sur une lame de platine ne laisse pas trace sensible de cendre minérale.

2° Un autre fragment a été minéralisé par la poudre nitratée de Moreau. La masse reprise par H^2O, acidulée par CO^2COOH et traitée par l'oxalate d'ammoniaque ne donne pas trace de chaux. Cette absence de chaux mérite d'attirer l'attention. Elle prouve que dans certains cas, au cours du séjour dans la terre, l'eau d'infiltration pouvait entraîner les éléments minéraux comme la chaux qui font partie des éléments constitutifs normaux du muscle.

3° 20 gr. 5342 de substance ont été taillés en plein dans la masse de l'adipocire. Après un épuisement à l'éther au Soxhlet pendant 20 heures, il reste un résidu pesant 2 gr. 6830.

A. — *Le résidu* contient 11.30 % de N. Cette substance ne donne ni la réaction de Millon, ni la réaction d'Hopkins et Cole. Il semble donc que l'on se trouve en face d'une matière albuminoïde très résistante, sans tyrosine, ni tryptophane. Ce résidu se rapprochant de la gélatine provient vraisemblablement de la substance collagène des tissus de soutien. Cette matière azotée semble être la seule qui échappe à la transformation graisseuse.

B. — *Dans l'extrait éthéré*, nous avons recherché.

1° L'indice des acides gras libres. Nous avons trouvé : I = 136.

2° L'indice de saponification. Cet indice est de 274.

Pendant tout le courant de la saponification, il ne s'était dégagé à aucun moment de l'ammoniaque.

3° Nous avons ensuite recherché la glycérine qui, ainsi que le faisait prévoir les chiffres ci-dessus, devait être en combinaison avec la moitié des acides gras.

Le principe de cette recherche a été de saponifier les éthers de la glycérine par la baryte. On élimine des eaux-mères l'excès de baryte par CO^2 et on évapore sur SO^4H^2. Le résidu est repris par de l'alcool, filtré sur un petit filtre. L'alcool laisse après l'évaporation un liquide sirupeux transparent, légèrement coloré, constitué par de la glycérine : odeur d'acroléine avec le bisulfate de potasse à chaud, réactions colorées de Denigès : oxydation par l'eau de brome au B. M. puis colorations, avec solutions alcooliques de codéine et de résorcine en présence de SO^4H^2.

Nous nous trouvions bien en présence de corps gras vrai, c'est-à-dire d'éther de la glycérine. Donc, si dans certains cas, dans les eaux riches en CO^3Ca par exemple on peut assister à la formation de savons calcaires, ce n'est là qu'un phénomène secondaire et la conséquence de la saponification d'un corps gras préformé.

Mais pour le biochimiste, un problème plus important reste à déterminer. Comment peut-on interpréter la transformation d'acides aminés des protéines musculaires en acides gras à chaine longue comme les acides palmitique ou stéarique ? Le processus de désamination est un fait fréquent dans le métabolisme des acides aminés ; après le départ des NH^2 les acides gras ainsi formés vont se souder les uns aux autres pour former des chaines plus longues. Il est facile d'imaginer des peptides, relativement simples de type suivant :

$$\begin{array}{l} CH^3 \diagdown \\ \qquad CH-CH^2CH^2CO \diagdown NH \diagup CH^2CH^2CH^2CO \diagdown NH \diagup CH^2CH^3 \\ CH^3 \diagup \end{array}$$

On peut supposer une de ces peptides formées de deux molécules de leucine et de deux molécules d'alanine par exemple, ces deux acides aminés étant très abondants dans la myosine. On se trouverait donc en présence d'une chaine à 18 atomes de C et un simple processus de désamination et de réduction des CO intermédiaires, aboutirait aux acides gras. Le carboxyle terminal serait bloqué par son éthérification avec la glycérine. Quant à l'origine de cette dernière, elle est encore obscure. Provient-elle d'une de ces chaînes à trois atomes de C. si nombreuses dans les aminés des albuminoïdes (alanine, cystine, tyrosine, etc.), ou préexiste-t-elle, et peut-elle provoquer la soudure des acides aminés suivant la conception de Maillard ? La question est simplement posée et demande pour être résolue d'autres recherches, car il resterait encore à déterminer si le glycogène du tissu musculaire n'intervient pas dans la production de la glycérine.

4° LES BIPICRATES D'ARGININE ET D'HISTIDINE (II).

Nos recherches ayant pour objet l'isolement des acides aminés nous ont amené à étudier l'action de l'acide picrique sur certains d'entre eux.

Nous avons réussi à obtenir les bipicrates d'acides diaminés par l'action de cet acide en solution éthérée sur les monopicrates.

1° *Bipicrate d'arginine.* — En forme de petites sphères, constituées par l'agglomération de fines aiguilles, soyeuses, très solubles dans l'eau, à point de fusion 150°. L'acide picrique dosé, donne 72,02 %, la quantité théorique étant de 72,40 %.

2° *Bipicrate d'histidine.* — Nous avons essayé d'obtenir directement ce sel par double décomposition du bichlorhydrate d'histidine par le picrate de soude. Le corps obtenu était cristallisé en grosses sphérules ou en plaques épaisses jaune clair, formées d'un feutrage de fines aiguilles. L'acide picrique dosé donnait 59,40 %, tandis que la quantité théorique pour $[C^6H^2OH\equiv(NO^2)^3]\ C^6H^9N^3O$ est de 59,6 %. Nous avons donc obtenu du monopicrate, la seconde molécule d'HCl n'ayant pas réagi sur le picrate de soude.

Nous avons alors préparé de l'histidine à partir du bichlorhydrate par décomposition par Ag^2O. Le monopicrate obtenu à partir de l'histidine par action directe de l'acide picrique est traité dans l'agitateur par de l'acide picrique en solution dans l'éther. On obtient un précipité lourd amorphe qui, dissous dans l'eau chaude, cristallise par refroidissement en longues aiguilles fines jaune d'or en houppes soyeuses.

A. picrique 74,70 %. Calculé p. $[C^6H^2OH\ (NO^2)^3]^2C^6H^9N^3O^2 = 74,71$ %

Ces aiguilles s'effleurissent à l'air et perdent de l'eau. Le calcul montre que le sel cristallise avec cinq molécules d'H^2O.

3° *Bipicrate d'ornithine.* — La méthode à l'acide pricrique en solution éthérée sur le monopicrate nous a donné un sel identique à celui décrit par Kossel et Weiss, dans la *Zeitsh. für physiologische Chemie*, LXVIII, 1910, fig. 160.

4° *Bipicrate de lysine.* — Quant au bipicrate de lysine, nous n'avons pu l'obtenir par le procédé habituel, toutes les tentatives, soit en partant du monopicrate, soit en partant de la base libre, ne nous ont donné aucun résultat.

5° LES COMPLEXES DU CHROME AVEC LES ACIDES AMINES (21)

Tschougaeff en 1910, MM. Hugounenq et Morel en 1912, ont signalé que l'oxyde de chrome se dissolvait, lentement à froid, beaucoup plus rapidement à chaud dans des solutions concentrées de glycocolle en donnant naissance à deux corps bien cristallisés, peu solubles, l'un rouge et l'autre violet dont ils ont donné la composition. Les dérivés ainsi obtenus se comportent comme des complexes en ce sens que le chrome y est dissimulé.

Nous avons repris l'étude de ces corps et étendu nos recherches à l'asparagine, et nous avons essayé de les classer suivant la nomenclature que Werner a établie pour les composés ammoniacaux du chrome.

Le corps violet décrit par MM. Hugounenq et Morel a donné à l'analyse les chiffres suivants :

Cr^2, 26,72 % ; H^2O, 9,38 % ; N, 14,56 %.

Le corps n'abandonne l'eau qu'après un séjour de 4 heures à l'étuve à 140°.

Le corps rouge donne les chiffres suivants :

Cr^2, 17,3 % ; H^2O, 8,13 % ; N, 13,91 %.

On sait que Werner admet deux grandes familles de dérivés suivant que les molécules contiennent un ou deux atomes de chrome.

Dans la première rentrent les corps de la série purpuréo (I). En substituant une molécule de glycocolle à une molécule d'ammoniaque on a la formule (II). Dans le second groupe se classent les corps de la série rhodoso (III), formule qui, après substitution de

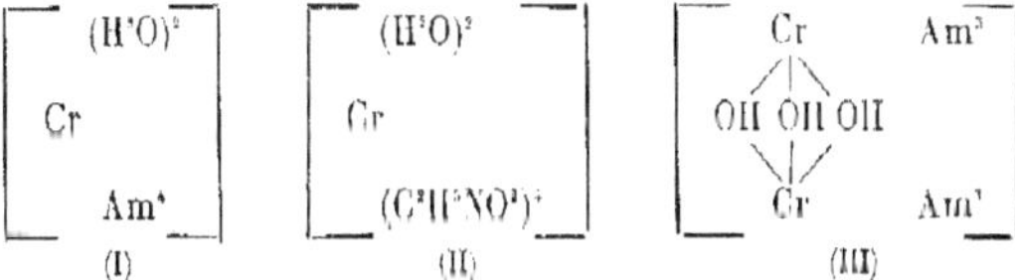

l'ammoniaque par le glycocolle, donne (IV). Le corps violet correspond à la forme (V) de

$$\left[\begin{array}{cc} Cr & (C^2H^5NO^2)^3 \\ OH\ OH\ OH & \\ Cr & (C^2H^5NO^2)^3 \end{array}\right] \quad \left[\begin{array}{c} (H^2O)^2 \\ Cr \\ (C^2H^5NO^2)^4 \end{array}\right] \quad \left[\begin{array}{cc} Cr & (C^2H^5NO^2)^3 \\ OH\ OH\ OH & \\ Cr & (C^2H^5NO^2)^3 \end{array}\right]$$

(IV) (V) (VI)

la série purpuréo. P.M. = 388. Calculé : Cr^2, 26,8 %; H^2O, 9,28 %; N, 14,4 %. — Trouvé : 26,72 %; 9.3 %; 14,56 %.

De même, le composé rouge répond à la formule de la série rhodoso. P.M. = 605. Calculé : Cr^2, 17,19 %; H^2O, 8,59 %; N, 13,88 %. — Trouvé : 17,3 %; 8.13 %; 13,91 %.

L'analogie peut être poussée plus loin. Jorgensen a donné une méthode générale pour l'obtention des complexes du chrome. Il réduit dans un courant d'hydrogène sec du sesquichlorure de chrome violet porté au rouge dans un tube à combustion. Le chlorure chromeux formé est versé directement dans une solution concentrée de chlorhydrate d'ammoniaque dans l'ammoniaque. La liqueur bleue obtenue est oxydée par un violent courant d'air. Elle se colore en rouge cramoisi et laisse déposer une poudre rouge qui n'est autre que le chlorure purpuréo-chromique. Nous avons dans la préparation de Jorgensen substitué le glycocolle à l'ammoniaque. La réaction s'est produite, mais le corps qui a pris naissance n'a pu être obtenu que par précipitation lente au sein de l'alcool.

Ce dérivé appartient à la série roséo-purpuréo-chromique de Werner :

$$\left[\begin{array}{c} Cl \\ Cr\ H^2O \\ Am^4 \end{array}\right] 2H^2O \qquad \text{soit :} \qquad \left[\begin{array}{c} Cl \\ Cr\ H^2O \\ (C^2H^5NO^2)^4 \end{array}\right] 2H^2O$$

L'analyse a, en effet, donné les chiffres suivants :

Théorie : Cr, 11,7 %; H^2O, 12,2 %; N, 12,68 %; Cl, 8 %. — Trouvé : 11,43 %; 12.31 %; 13.1 %; 7,84 %.

Nous avons poursuivi cette étude en préparant les complexes de l'asparagine.

Nous avons suivi deux techniques :

1° Appliquant la méthode de MM. Hougounenq et Morel, nous avons traité à l'ébullition de l'asparagine par de l'oxyde de chrome fraîchement précipité. La solution, devenue d'une belle couleur rouge, abandonnait après filtration en refroidissant un précipité rouge constitué par de fines aiguilles microscopiques groupées en rosettes.

2° Nous avons aussi essayé de préparer ce corps par une méthode imaginée par Pfeiffer pour obtenir des dérivés chromés de l'éthylène-diamine.

Pfeiffer emploie un composé intermédiaire pyridique qui s'obtient assez facilement en traitant à l'ébullition au réfrigérant à reflux du sesquichlorure de chrome sec par de la pyridine pure et anhydre. Le sel de chrome se dissout et la pyridine se colore en vert. Il se forme en même temps un précipité vert amorphe d'autant plus important que la pyridine est plus hydratée et moins pure. On filtre à chaud : la pyridine en refroidissant abandonne des cristaux vert foncé de formule : $CrPy^3Cl^3$.

La réaction peut être considérablement accélérée en l'amorçant par une parcelle de chlorure chromeux. Nous avons constaté qu'on arrive au même résultat avec avantage et sans que la réaction ne devienne brutale, en remplaçant le chlorure chromeux par une pincée de poudre de zinc.

Si dans une dissolution de 10 gr. d'asparagine dans 200 cc. d'eau ammoniacale portée à l'ébullition on fait tomber petit à petit 5 gr. de composé pyridique vert, ce dernier se dissout en communiquant à la liqueur une belle coloration rouge. En même temps de la pyridine se dégage entraînée par la vapeur d'eau. On chauffe à une douce ébullition jusqu'à ce que tout le composé vert ait disparu et on filtre à chaud. En refroidissant, la solution laisse déposer un volumineux précipité cristallin, qui, essoré et recristallisé de l'eau bouillante, est constitué par de fines aiguilles microscopiques groupées en rosettes.

Ce corps est identique à celui obtenu par la méthode à l'oxyde de chrome. Il correspond au corps de la série rhodoso-chromique de Werner auquel nous avons déjà rattaché le complexe rouge du glycocolle.

Sa formule serait donc :

$$\left[\begin{array}{ccc} & Cr & (C^4H^8N^2O^3)^2 \\ OH & OH & OH \\ & Cr & (C^4H^8N^2O^3)^2 \end{array}\right]$$

	Théorie	Trouvé pour Composé obtenu par $CrPy^3Cl^3$	Composé obtenu par Cr^2O^3
	—	—	—
Cr^2. . . .	10,9	10,72	10,9
N	17,7	17,6	17,8
H^2O . . .	5,38	5,1	5,2

Ces corps n'abandonnent H^2O qu'à 180° à l'étuve, pendant 8 h.

Ce dérivé est susceptible de s'hydrater par une longue ébullition dans l'eau. Il recristallise, en effet, par refroidissement sous forme d'un corps violet en fines aiguilles enchevêtrées.

Il semble répondre à la formule :

$$\left[\begin{array}{cc} Cr & (C^4H^8N^2O^3)^2 \\ \text{OH OH OH} & \\ Cr & (C^4H^8N^2O^3)^3 \end{array}\right] 2H^2O$$

Théroie : Cr^2, 10,5 %; N, 17,0 %; H^2O, 9,03 %. — Trouvé : 10,2 %; 17,5 %; 9,2 %.

Contrairement à ce qui se passe pour le dérivé précédent, ce dernier corps perd son eau à 110°.

En résumé, nous avons obtenu, soit par l'action directe de l'oxyde de chrome fraichement préparé soit par l'intermédiaire du composé chromopyridique :

1° Un dérivé monochromé de l'asparagine de couleur rose, se rattachant à la série des complexes rhodosochromiques de Werner qui retient jusqu'à 180° son eau de constitution.

Ce dérivé est susceptible de s'hydrater au sein de l'eau bouillante en donnant un composé plus hydraté qui perd son eau à 110°.

2° Les dérivés chromés du glycocolle obtenus précédemment par MM. Hugounenq et Morel se rangent, par leur composition, dans les séries purpuréo et rhodoso-chromiques de Werner.

6° SUR L'ACIDE GLUTAMIQUE (15)

La préparation de l'acide glutamique comporte deux opérations : la première consiste à obtenir le dérivé chlorhydrique, très peu soluble dans l'acide chlorhydrique concentré, la seconde à dégager l'acide glutamique de cette combinaison.

Nous avons préparé l'acide glutamique par la méthode classique, en hydrolysant, pendant 8 heures, au réfrigérant ascendant, du gluten bien lavé, puis desséché à 100°, par cinq fois, son poids d'acide chlorhydrique concentré. Il y a avantage à opérer en présence de l'étain (2 % du poids de l'acide chlorhydrique) comme l'avaient indiqué Hlasiwetz et Habermann.

C'est ainsi qu'en opérant dans les mêmes conditions, nous avons obtenu en acide glutamique HCl :

Sans étain	12,4 %	de gluten
Avec étain	18,1	—

Avec l'étain, le produit est peu coloré, les matières humiques moins abondantes. L'étain est éliminé par H^2S, dans la liqueur d'hydrolyse étendue de dix volumes d'eau. On concentre ensuite au B. M. avant de saturer par HCl.

Les résultats précédents se rapportent à du chlorhydrate d'acide glutamique purifié par dissolution dans l'eau et reprécipité par saturation à 0° avec HCl gazeux.

On essore les cristaux sur une aire en plâtre et dessèche dans le vide, en présence de la chaux et de l'acide sulfurique concentré. Le composé obtenu est parfaitement blanc :

	Calculé	Trouvé
	—	—
Chlore %	19,34	19,24

1° PRÉPARATION DE L'ACIDE GLUTAMIQUE.

Pour isoler l'acide glutamique de son chlorhydrate, on a proposé plusieurs méthodes, dont la plupart sont laborieuses ou ne donnent pas de résultats satisfaisants. Saturation par la chaux, élimination de celle-ci par l'acide oxalique ; on enlève l'acide oxalique par le carbonate de plomb et le plomb en excès par H^2S.

On peut aussi, comme l'a indiqué Abderhalden, saturer par la quantité théorique de soude et séparer par cristallisation l'acide glutamique du chlorure de sodium.

Enfin, il a été proposé de saturer exactement l'acide glutamique HCl par un lait de chaux et de séparer ensuite par l'alcool le chlorure de calcium formé. Le glutamate calcique, insoluble dans l'alcool serait ensuite décomposé par l'acide oxalique.

Cette dernière méthode ne nous a pas donné le résultat attendu. Quand on neutralise par la chaux le chlorhydrate d'acide glutamique on obtient un sel double fort peu soluble dans l'alcool et qui sera décrit plus loin.

Nous avons réussi à isoler l'acide glutamique par un procédé beaucoup plus simple, qui consiste à faire réagir l'aniline sur le chlorhydrate d'acide glutamique, en présence de l'alcool qui dissout le chlorhydrate d'aniline formé. L'acide glutamique libre reste. Lavé à l'alcool froid, il cristallise du premier jet de l'eau bouillante en beaux cristaux incolores.

Voici comment nous opérons :

A deux parties d'acide glutamique HCl placées dans une capsule, on ajoute une partie d'aniline dissoute dans 5 p. d'alcool à 95°. On chauffe au B.M. La réaction se produit avec dégagement de chaleur. On évapore jusqu'à consistance pâteuse et on laisse refroidir. Le résidu est broyé au sein de l'alcool, essoré à la trompe et lavé à deux ou trois reprises à l'alcool froid ; on le reprend par l'eau bouillante, d'où il cristallise par refroidissement.

Le procédé que nous venons de décrire pourrait sans doute s'appliquer à la préparation d'autres acides aminés, formant des combinaisons avec l'acide chlorhydrique.

2° COMBINAISON DU GLUTAMATE CALCIQUE AVEC $CaCl^2$.

Quand on neutralise par un lait de chaux une solution aqueuse d'acide glutamique-HCl et qu'on évapore au B.M. on obtient un résidu pâteux, qui, épuisé au Soxhlet pendant 6 heures à l'alcool à 90°, reste insoluble. Ce corps se dissout facilement dans l'eau et se dépose ensuite par évaporation sous forme de cristaux incolores, groupés en rosettes, réunis parfois en plaques cristallisées blanches, dures, de saveur sucrée et styptique, très solubles dans l'eau, insolubles dans l'alcool. C'est un sel double, qui a la composition suivante :

	Calculé pour : $C^{10}H^{16}N^2O^8Ca.CaCl^2 + 2H^2O$	Trouvé
	—	—
Ca %	16,70	16,42
Cl %	14,82	14,54
N %	5,84	5,88
H^2O %	7,55	7,22

Réaction très légèrement alcaline.

Ce sel est lévogyre. Déviation : — 0°14' pour une solution à 5 gr. 0914 dans 100 cc. d'eau, à 30° (tube de 200 mm.). a_D = — 2°25.

Pour le glutamate ordinaire, Scheibler a donné : a_D = — 3°7.

Il a paru intéressant de rechercher si le chlorhydrate d'acide glutamique n'agissait pas sur d'autres bases que la chaux, en donnant des sels doubles. Avec le cuivre, on obtient un dérivé particulier, dont, à notre connaissance, il n'a pas été fait mention jusqu'à présent.

3° DÉRIVÉ CUPRIQUE DE L'ACIDE GLUTAMIQUE.

En saturant à froid par l'hydrate cuivrique fraîchement précipité, une solution d'acide glutamique-HCl, on obtient une liqueur bleue, qui, filtrée et évaporée à froid dans le vide abandonne d'abord des cristaux bleus foncés à l'état de prismes durs réunis autour d'un noyau central.

Les cristaux bleus finement broyés et lavés à l'eau, puis desséchés dans le vide, ont donné à l'analyse des résultats qui concordent avec la formule d'une combinaison complexe formée de 5 molécules d'acide glutamique et de 4 molécules d'oxyde de cuivre, avec 7 1/2 H^2O. On pourrait représenter comme suit la formule brute de ce composé : $(C^5H^9NO^4)^5$, 4 CuO + 7 1/2 H^2O.

L'analyse a donné pour le corps desséché à 140° :

	Calculé	Trouvé I	Trouvé II
	—	—	—
Cuivre %	24,06	24,17	24,37
Azote %	6,55	6,36	6,61

Le dosage à l'eau à 140° a donné : 11,26 % (théorie : 11,39).

Il arrive parfois que le sel ne reste pas en solution, mais se précipite dès qu'on a ajouté un excès d'hydrate cuivrique à la solution d'acide glutamique-HCl, surtout si on a soin d'agiter le mélange. Dans ce cas, on redissout l'hydrate de cuivre en excès, avec quelques gouttes d'acide acétique. Le pentaglutamate tétracuprique reste insoluble sous forme de petits cristaux bleus.

Ce sel est très peu soluble (1 gr. 076 par litre, à 24°5).

Il diffère par son aspect et sa composition des glutamates déjà décrits par Hofmeister et Schultze.

4° AUTRES DÉRIVÉS

Nous n'avons obtenu de sels doubles avec aucun des oxydes des métaux suivants : baryum, zinc, mercure, nickel, cobalt, cadmium.

Les glutamates de baryum et de zinc avaient été obtenus par l'action directe de l'acide glutamique libre sur les oxydes correspondants. Nous avons pu les préparer également à partir du chlorhydrate de l'acide glutamique.

Ce dernier fournit avec l'oxyde jaune de mercure fraîchement précipité un composé mercurique blanc, très peu soluble, ne contenant pas de chlore ; il donne également avec les oxydes de nickel et de cobalt des dérivés exempts de chlore.

Enfin, le chlorhydrate d'acide glutamique réagit en solution aqueuse sur l'hydrate de cadmium ajouté peu à peu jusqu'à neutralisation. On voit se déposer dans la liqueur un corps blanc, bien cristallisé en petites aiguilles très peu solubles qui, desséchées à 130-140°, ont la composition du glutamate neutre de cadmium.

	Calculé pour : $C^5H^7NO^4Cd$	Trouvé :
	—	—
Cd %	43,66	44,08
N %	5,43	5,24

En raison de son mode d'obtention, ce sel contenait un léger excès d'oxyde de cadmium.

7° A PROPOS DE LA RÉACTION DU BIURET (18)

La réacion classique du biuret n'est définie que par une coloration variable qui comprend toute une gamme de tons, depuis le violet bleu jusqu'au rose à peine violacé. Schiff a essayé de rattacher cette réaction à l'existence de certains groupements dans une série de composés examinés par lui. Pour cet auteur, seraient biurétiques tous les corps contenant au moins deux CO. NH^2 seuls ou bien liés à un seul atome de carbone ou d'azote, ou encore unis en chaîne ouverte à un ou plusieurs groupes CO.NH. Le biuret n'est positif que si les deux groupements CO.NH^2 sont libres ou si la substitution ne porte que sur l'un d'entre eux.

$$R\begin{cases} CO.\ NH^2 \\ CO.\ NH^2 \end{cases} \quad R\begin{cases} CO.\ NH^2 \\ CO.\ NHX \end{cases} \quad \text{Réaction positive.}$$

$$R\begin{cases} CO.\ NHX \\ CO.\ NHX \end{cases} \quad \text{Réaction négative.}$$

C'est ainsi qu'on obtient la réaction du biuret avec :

L'oxamide .... $\begin{array}{l} CO.\ NH^2 \\ | \\ CO.\ NH^2 \end{array}$

L'hydroxyloxamide .... $\begin{array}{l} CO\text{-}NH.\ OH \\ | \\ CO.\ NH^2 \end{array}$

Le biuret .... $NH\begin{cases} CO.\ NH^2 \\ CO.\ NH^2 \end{cases}$

La diamide malonique $CH^2\begin{cases} CO.\ NH^2 \\ CO.\ NH^2 \end{cases}$

L'oxaluramide .... $\begin{array}{l} CO\text{-}CO.\ NH^2 \\ | \\ NH\ CO.\ NH^2 \end{array}$

L'oxalyldiuréide .... $\begin{array}{l} CO.\ NH\text{-}CO.\ NH^2 \\ | \\ CO.\ NH\text{-}CO.\ NH^2 \end{array}$

Par contre, les corps suivants ne sont pas biurétiques :

La carbonyldiuréide .... $\begin{array}{l} CO.\ NH\text{-}CO.\ NH^2 \\ | \\ NH\text{-}CO.\ NH^2 \end{array}$

La succinyldiamide ... $\begin{array}{l} CH^2\text{-}CO.\ NH^2 \\ | \\ CH^2\text{-}CO.\ NH^2 \end{array}$

tandis que :

L'isosuccinyldiamide $CH^3\text{-}CH = (CO,\ NH^2)^2$

est fortement biurétique.

On explique certaines exceptions comme celle de l'asparagine :

$$COOH\text{-}CH^2\text{-}CH.\ NH^2\ CO.\ NH^2$$

qui donne avec le sulfate de cuivre et la potasse une coloration bleue violette, en admettant qu'il y a formation d'une sorte de lactame :

$$\overbrace{CO\text{-}CH^2\text{-}CH}^{NH}\text{-}CO\text{-}NH^2$$

formule qui comporte deux groupes CO. NH^2, l'un d'entre eux seulement étant substitué.

D'autres corps sont aussi biurétiques qui semblent échapper à la règle de Schiff : la leucinamide et la succinimide, par exemple. Avec ce dernier corps, on obtient un dérivé cupro-potassique en aiguilles rougeâtres, dont la composition est représentée par la formule :

$$K^2Cu\left(N\left\langle\begin{array}{l} CO\text{-}CH^2 \\ \quad | \\ CO\text{-}CH^2 \end{array}\right.\right)^4,\ 6H^2O$$

Dans cette série, les divers métaux alcalins (Li, Rb, Cs) peuvent être substitués au potassium.

Schiff a isolé la combinaison cupro-potassique du biuret lui-même. C'est un corps en aiguilles rouges :

$$2\,(CO.\ NH^2\text{-}NH\text{-}CO.\ NH^2),\ Cu\,(OH)^2,\ 2\,KOH.$$

Nous avons obtenu des dérivés des acides aminés qui, traités par les sels cuivriques en présence de la potasse, donnent des réactions colorées dont l'étude nous a paru être de quelque intérêt au point de vue de la réaction générale du biuret.

L'action de l'aniline à 180° en tube scellé, sur l'acétylglycine $CH^3CO.\ NH\text{-}CH^2COOH$

nous a donné, non seulement l'acétylglycylanilide CH^3-CO. NH-CH^2-CO. NH. C^6H^5, comme on pouvait s'y attendre, mais encore un produit de condensation, bien cristallisé, inconnu jusqu'à présent, sorte de peptide, l'acétyldiglycylanilide :

CH^3-CO. NH-CH^2-CO. NH-CH^2-CO. NH-C^6H^5

Ces deux corps ont été séparés et analysés. Le premier fond à 196°, le second à 246°. Nous reviendrons, ultérieurement, sur ces deux composés, ainsi que sur d'autres corps similaires obtenus par nous.

Pour le moment, nous voudrions insister sur les réactions colorées très différentes que donnent ces deux dérivés quand on les traite par le sulfate ou l'acétate de cuivre et la potasse. L'acétyldiglycylanilide :

CH^3-CO. NH-CH^2-CO. NH-CH^2-CO. NH. C^6H^5

donne la coloration violette du biuret ordinaire et se comporte, à cet égard, comme une peptide.

Au contraire, l'acétylmonoglycylanilide :

CH^3—CO. NH—CH^2—CO. NH—C^6H^5

donne, dans les mêmes circonstances, une liqueur d'un beau vert émeraude.

Nous avons essayé de préparer ce corps vert : 2 gr. d'acétylmonoglycylanilide ont été dissous dans quelques centimètres cubes de potasse alcoolique. On ajoute peu à peu une solution aqueuse d'acétate neutre de cuivre, puis un excès de potasse alcoolique. Le liquide coloré en vert intense a été évaporé dans le vide sulfurique et a abandonné des cristaux vert foncé, imprégnés d'une solution visqueuse alcaline.

Les cristaux essorés constituent un corps instable. Les acides, l'acide carbonique lui-même, le décomposent instantanément avec mise en liberté d'acétylglycine. L'eau l'altère également : la liqueur prend peu à peu la teinte violette du biuret et ne tarde pas à déposer des cristaux lamellaires d'acétylglycine.

La purification de la combinaison vert émeraude présente des difficultés. Nous avons dû nous borner à essorer les cristaux entre des doubles de papier buvard et à les analyser : c'est ce qui explique les écarts que révèle l'analyse ci-dessous :

Le cuivre a été dosé à l'état de sulfure. Dans les eaux-mères, le potassium a été dosé à l'état de sulfate. La proportion d'acétylglycine a été évaluée par un dosage d'azote et l'eau par différence. On a obtenu les résultats suivants :

	Trouvé	Calculé pour $(C^{10}H^{12}N^2O)^3, 2Cu(OH)^2, 4KOH, 6H^2O$
Azote	7,47	7,6
Acétylglycylanilide $C^{10}H^{12}N^2O^2$	51,2	52,2
Oxyde de cuivre CuO	14,5	14,3
Potasse K^2O	18,3	17,0
Eau	15,95	16,3

Cette combinaison présente des analogies évidentes avec le dérivé cupro-potassique du biuret obtenu par Schiff, comm le montrent les deux formules :

Combinaison violette du biuret : 2 $(CO.NH^2\text{-}NH\text{-}CO.\ NH^2)$, Cu $(OH)^2$, 2 KOH.

Combinaison verte de l'acétylglycine : 3 $(C^{10}H^{12}N^2O)$, 2 Cu $(OH)^2$, 4KOH, $6H^2O$.

L'hippuranilide $C^6H^5\text{-}CO.\ NH\text{-}CH^2\text{-}CO.\ NH.\ C^6H^5$, traitée dans les mêmes conditions par l'acétate de cuivre et la potasse, donne, également, une belle coloration vert émeraude, et, par évaporation, on obtient une masse vert sombre, mélange de cristaux verts et d'une matière amorphe poisseuse. Cette combinaison n'a pu être analysée.

Nous nous sommes demandé si d'autres composés ne présenteraient pas une réaction analogue, qu'on pourrait appeler le *biuret vert*. Nous avons essayé : l'acétanilide, l'acétylglycine, l'acétyldiglycilanilide (obtenue par nous pour la première fois), la succinimide, la créatine, la créatinine, les acides aspartique, benzoylaspartique, glutamique, la mono et la dianilide de ce dernier acide. Aucun de ces corps ne nous a donné le biuret vert.

La réaction vert émeraude n'a été observée, dans les conditions où nous avons opéré, qu'avec deux corps : l'acétylmonoglycilanilide et l'hippuranilide, présentant tous deux le groupement :

$$CO.\ NH\text{-}CH^2\text{-}CO.\ NH.\ C^6H^5$$

Pas plus que la céatinine, la glycocyamidine, son homologue inférieur ;

$$NH = C\begin{cases} NH\text{-}CO \\ \quad | \\ NH\text{-}CH^2 \end{cases}$$

ne donne la réaction.

Quant à l'amide de l'acétylglycine ou acéturamide.

$$CH^3\text{-}CO.\ NH\text{-}CH^2\text{-}CO.\ NH^2$$

elle donne la coloration violette du biuret ordinaire sans trace de vert. Néanmoins, les conditions difficiles à réaliser de la préparation de ce corps, sa grande instabilité, ne permettent pas sur ce point d'affirmation absolue.

En résumé, la substitution du groupe C^6H^5 dans le groupement CO. NH^2 à l'extrémité d'une chaine en

$$—\ CO.\ NH\text{-}CH^2\text{-}CO.\ NH^2$$

a pour conséquence l'apparition d'une belle coloration verte, corrélative à la formation d'un dérivé cupro-alcalin étudié dans ce mémoire.

Ajoutons, pour terminer, que l'expression « réaction du biuret » gagnerait à être mieux définie qu'elle ne l'est actuellement.

CHIMIE CLINIQUE

TRAVAUX DE CHIMIE CLINIQUE

1° ETUDE DU METABOLISME BASAL DANS LES AFFECTIONS THYROIDIENNES (33-35).

I

Depuis que la notion du métabolisme basal est passée du domaine expérimental dans le domaine clinique, la recherche systématique des variations pathologiques de ce métabolisme a été faite dans un grand nombre d'états morbides. Parmi les syndromes qui ont donné lieu à ces recherches, il est un groupe d'états pathologiques où elles ont été particulièrement fécondes : c'est le groupe complexe des syndromes thyroïdiens. En effet, glande « activatrice » par excellence, par sa sécrétion, dont toute variation qualitative ou quantitative retentit sur la nutrition générale, la glande thyroïde est, en outre, une de celles dont le fonctionnement normal est le plus souvent troublé : les syndromes d'hyperthyroïdie, de dysthyroïdie, d'hypothoroïdie, sont d'observation courante. Le trouble endocrinien qu'ils traduisent, retentit fatalement sur le chiffre de la dépense de fond ; il n'est donc pas étonnant qu'on ait voulu établir, à côté des syndromes cliniques bien connus du déséquilibre thyroïdien, de véritables tests du fonctionnement de cette glande, tirés de l'étude du métabolisme basal, et chercher quelles conclusions on pouvait extraire de leur connaissance au triple point de vue diagnostic, pronostic et thérapeutique.

II

Il serait faux de croire que dans tous les états pathologiques du corps thyroïde on observe des modifications sensibles du taux du métabolisme basal. Dans le goître simple, en effet, mis à part des cas exceptionnels, qui se rattachent à des formes frustes ou anormales de basedowisme, on n'observe pas d'élévation, ou une élévation à peine sensible de ce taux. Dans les états d'hypothyroïdie (myxœdème, crétinisme), il y a constamment abaissement au-dessous de la normale du taux du métabolisme ; mais cet abaissement est loin d'être comparable, par son degré, au taux d'élévation qu'on observe dans les états d'hyperthyroïdie ; en effet, dans ces derniers états, on observe, de façon à peu près constante une augmentation des plus marquées, oscillant entre 30 % et 125 % du taux normal.

Cette constance du retentissement des états d'hyperthyroïdie sur le taux du métabolisme de base a permis de trouver dans sa mesure des indications précieuses, au point de vue du diagnostic, du pronostic spontané et opératoire, enfin de l'appréciation des résultats thérapeutiques. Au point de vue diagnostique, il permettrait de distinguer un goitre toxique d'un goitre simple, dès le début, alors que les signes cliniques sont absents ; il confirmerait l'existence du basedowisme dans les cas nets ; il donnerait la possibilité, dans certains cas de thyreotoxicose latente, de faire un diagnostic, impossible autrement (Labbé et Stévenin) ; il faciliterait la différenciation des syndromes basedowiens vrais et des syndromes pseudo-thyroïdiens qui les simulent ; il permettrait enfin, pour Plummer et nombre d'Américains, de séparer le goitre exophtalmique vrai de l'adénome toxique, le taux du métabolisme étant sensiblement moins élevé dans celui-ci (30 à 50 % d'augmentation), que dans celui-là (50 à 125 % d'augmentation). Au point de vue du pronostic, il permettrait (Sandiford, Méans et Aub, Labbé), de séparer les formes légères du basedowisme (moins de 30 % d'augmentation) des formes sérieuses (30 à 50 % d'augmentation) et enfin des formes graves (75, 100, 120 % d'augmentation) à pronostic défavorable. On pourrait ainsi, grâce à lui, graduer les indications opératoires, le traitement médical étant seul indiqué par un métabolisme de + 15 %, la thyroïdectomie subtotale s'imposant de + 15 % à + 40 %, les opérations préparatoires devant précéder les interventions thyroïdiennes dans les cas où le taux dépasse + 50 % (Méans, Aub, les frères Mayo, etc.). Enfin, il serait le meilleur critère pour juger à leur valeur les résultats post-opératoires.

C'est en partant de ces données que nous avons entrepris (1), pendant deux ans, l'étude systématique du métabolisme basal chez tous les basedowiens traités à la clinique de M. le Professeur L. Bérard.

III

Ces recherches ont porté, jusqu'à présent, sur 81 sujets, mis à part les cas où le métabolisme a été recherché en dehors d'un état thyroïdien. Il s'agissait, dans la majorité des cas, de maladies de Basedow typiques, ou de goitres avec retentissement toxique général

1. En collaboration avec MM. Creyssel et Anselme.

(goitres basedowifiants ou basedowifiés, adénomes toxiques du corps thyroïde, maladie de Basedow fruste, etc.). Il est difficile d'établir l'exacte proportion de chacune de ces catégories, car, ainsi que le démontrent bien les récents articles de Bérard et Dunet et la thèse de Peycelon, si, dans les cas typiques, la distinction entre les divers types cliniques est franche, il est toute une série de formes de transition que l'on peut, à volonté, ranger dans l'une ou l'autre catégorie. A côté de ces syndromes d'hyperthyroïdie, nous avons eu l'occasion d'examiner quelques malades atteints soit de cancer thyroïdien avec phénomènes toxiques (1 cas), soit de goitre simple. Enfin, récemment, nous avons pu pratiquer l'étude du métabolisme sur trois hypothyroïdiens, nains myxœdémateux adultes, athyroïdiens dans deux cas et goîtreux dans l'autre.

Ces mesures ont toutes été effectuées avec l'appareil de Laulanier-Plantefol, suivant la méthode de ce dernier auteur. Elles ont été pratiquées dans des conditions de rigueur aussi grandes qu'il est possible, les malades étant à jeun, après un repos prolongé sur chaise longue, à une température extérieure de 20°. De nombreuses mesures de contrôle ont été pratiquées sur des sujets témoins ; d'autre part, dans certains cas, sur le même sujet, deux examens ont pu être faits à des dates rapprochées. Il est résulté de ces expériences que l'erreur de mesure est tout au plus de l'ordre de 3 à 4 % ; on verra, d'après l'ordre des écarts trouvés, que cette erreur est pratiquement négligeable.

Les malades que nous avons eu l'occasion d'examiner, peuvent, au point de vue de cet examen, être répartis en trois catégories :

1° *Malades chez qui l'examen a pu être fait seulement avant la mise en œuvre de la thérapeutique chirurgicale.* Ces cas, les moins instructifs, sont malheureusement nombreux. Il est en effet difficile d'obtenir des malades, et parfois des médecins, la répétition d'exament dont l'utilité n'apparaît plus aussi évidente lorsque le malade opéré commence à bénéficier de son amélioration : aussi nombre de malades n'ont-ils pas été soumis à nouveau à l'épreuve du métabolisme, après l'intervention (53 cas). L'étude de ces observations est naturellement la moins féconde. Elle permet seulement, sur un plus grand nombre, de comparer les chiffres trouvés à ceux fournis par les auteurs étrangers.

2° *Malades chez qui l'examen n'a pu être pratiqué qu'après le traitement chirurgical.* Il s'agit, dans ces cas, les moins nombreux (7 observations), de malades opérés antérieurement à l'époque où l'appareil de Laulanier-Plantefol a été mis à notre disposition. Ces malades, revus plus ou moins longtemps après leur traitement, ont été examinés au point de vue du métabolisme en même temps qu'au point de vue clinique. Les résultats trouvés chez eux manquent de la comparaison nécessaire avec la mesure préopératoire. Ils présentent pourtant un certain intérêt, car on constate que, dans ces sept cas, les chiffres trouvés sont d'un ordre très inférieur à ceux que donnent, en règle générale, les mesures préopératoires ; ils servent donc de confirmation et de contrôle à la guérison ou à l'amélioration clinique observée.

3° *Malades chez qui plusieurs examens, les uns préopératoires, les autres postopératoires, ont pu être pratiqués.* Ces cas sont évidemment de beaucoup les plus intéressants; c'est principalement sur eux que s'appuiera cette étude, aussi croyons-nous utile, sans donner en détail les observations de tous ces malades, de résumer en un tableau l'ensemble de ces résultats (p. 37).

Ce tableau comporte pour chaque malade : α) l'indication de l'âge ; β) le chiffre du métabolisme avant l'intervention, avant ou après le traitement iodé préparatoire ; γ) le type d'intervention suivie ; δ) le ou les chiffres trouvés après l'intervention. A côté du chiffre de l'âge figure le chiffre normal pour cet âge suivant le sexe, selon la table de Bénédikt, qui fait osciller le chiffre normal chez l'adulte (20 à 60 ans), entre 37,5 et 41 (homme) ; 35 et 38 (femme). A côté des chiffres trouvés à l'examen du métabolisme figure, entre parenthèses, le pourcentage d'augmentation sur ce chiffre normal. Enfin, dans les cas où le diagnostic précis de « goitre exophtalmique » ou « goitre toxique » peut être porté, nous avons fait figurer auprès du nom les initiales correspondantes.

IV

L'analyse des résultats exposés dans ce tableau, ainsi que celle des 60 observations moins complètes dont nous ne voulons pas publier tous les chiffres pour ne pas alourdir cet exposé, permet de tirer des conclusions en accord général avec les données classiques, mais qui en diffèrent pourtant sur quelques points.

En premier lieu, ces résultats confirment entièrement la valeur générale de la mesure du métabolisme dans l'appréciation de l'état fonctionnel de la glande thyroïde. Tous les malades qui présentent des signes avérés d'hyperthyroïdie, au point de vue clinique, ont en même temps une élévation sensible, et souvent très forte, du chiffre représentant la dépense de fond. Les quelques cas de goitre simple que nous avons examinés montrent, au contraire, des chiffres normaux. Enfin, chez les trois sujets nains myxœdémateux, nous trouvons des chiffres inférieurs à la normale (32, 36, 37) (normale: 38,5 à 39,5), dans une assez faible proportion, il est vrai. Nous n'avons pas eu l'occasion de révéler, par l'examen du métabolisme, ces thyréotoxicoses latentes sur lesquelles insistent Holst ou Labbé et Stévenin.

Mais nous avons pu constater, dans des cas où les symptômes toxiques étaient en apparence assez atténués, une élévation du taux de la dépense de fond telle qu'elle traduit une hyperthyroïdie beaucoup plus marquée que ne l'auraient fait supposer les signes cliniques.

Le taux de l'élévation du métabolisme, avant le traitement chirurgical et la préparation iodée préopératoire, varie beaucoup dans nos observations ; ce fait n'a rien d'étonnant étant donné la variabilité des formes cliniques observées (maladies de Basedow récentes à évolution aiguë, maladies de Basedow vraies à évolution lente, adénomes encapsulés à signes toxiques primitifs, goitres basedowifiés secondaires, etc.).

Ces chiffres oscillent entre 39 et 79. Ces résultats extrêmes représentent, par rapport au taux normal chez les malades intéressés, une augmentation de 11 % et 122 % ; il s'agit là de taux exceptionnels ; dans la plupart des cas, ainsi qu'il ressort du tableau ci-dessus, nous avons trouvé des chiffres qui représentent une élévation de moins de 100 % et de plus de 25 %. Mais il nous a paru impossible, et *c'est là un point sur lequel nos observations diffèrent totalement de celles des auteurs américains*, d'établir une différenciation entre les cas de « maladie de Basedow » et ceux d'« adénome toxique ». Bien loin de trouver régulièrement dans les premiers une augmentation de 50 à 125 %, dans les seconds une élévation de 30 à 50 %, nous constatons, par exemple, dans l'observation 9 (adénome toxique certain), un taux de 94 % au-dessus de la normale, dans l'observation 20 (autre cas aussi peu discutable) un taux de + 100 % ; en compensation, l'observation 2 (goitre exophtalmique vrai), nous donne seulement + 36 %, l'observation 10, de même, + 16 %. Il n'en faudrait pas déduire que nos résultats sont paradoxaux, et que le taux est plus élevé, régulièrement, dans le goitre toxique que dans les maladies de Basedow vraies ; en effet, d'autres observations (observ. 5, 7, 13, etc.) prouvent le contraire. Il nous semble seulement que la formule américaine est beaucoup trop schématique. D'une part, le degré de viciation sécrétoire, que mesure le métabolisme de base, dépend de conditions multiples, qui ne se laissent pas enfermer dans le cadre étroit d'une classification simpliste ; sans doute, en règle générale, la maladie de Basedow vraie, dégénérescence glandulaire plus diffuse, donne un trouble plus marqué que l'adénome toxique, lésion plus localisée; mais cette règle n'a rien d'absolu, et les exceptions sont nombreuses : elles n'étonnent guère ceux qui tendent à penser, comme nombre d'auteurs aujourd'hui, que maladie de Basedow et adénome toxique sont des modalités et des degrés d'un même processus dysthyroïdien ou hyperthyroïdien, sans qu'il y ait entre eux de différence pathogénique essentielle. D'autre part, il n'existe pas toujours un parallélisme étroit entre les manifestations cliniques et le trouble physiologique dont rend compte le taux du métabolisme ; et c'est justement de cette constatation, évidente pour nous à la suite de discordances souvent rencontrées dans

	Nom	Age (1)	Taux du métabolisme avant l'intervention		Type d'intervention subie	Taux du métabolisme après l'intervention			
			Avant traitement iodé au Lugol	Après traitement iodé au Lugol		1er examen	2e examen	3e examen	4e examen
Obs. 1	Mme B... (G. E.)	34 (37)		6 juin 28 : 37 (normal).	7 juin 28 : Thyroid. sub-totale	10 déc. 28 : 34 (—9 %).			
Obs. 2	Mme R... (G. E.)	45 (36)	8 juin 28 : 49 (+36 %).	13 juin 28 : 40 (+11 %).	11 juin 28 : Thyroïd. sub-totale	30 juin 28 : 41 (+12 %).			
Obs. 3	Mme C... (G. T.)	38 (37)	1er fév. 28 : 77 (+100 %).		5 fév. 28 : Enucléation bilatérale.	24 fév. 28 : 43.5 (+16 %).			
Obs. 4	Mme C... (G. E.)	22 (37)	6 juillet 27 : 59 (+57 %).		12 juillet 27 : Thyroid. sub-totale	31 juillet 27 : 45 (+19 %).	21 sept. 27 43 (—16 %)		
Obs. 5	Mme F... (G. E.)	50 (35)	Juillet 27 : 66 (+88 %). Septembre 28 : 62 (+77 %).	Septembre 28 : 56 (+60 %).	Sept. 28 : Hémithyroïd.	3 oct. 28 : 47 (+23 %).	11 déc. 28 : 46 (+22 %)		
Obs. 6	Mme J... (G. E.)	31 (37)		Septembre 28 : 42 (+13 %). (Après 3 jours Lugol).	Sept. 28 : Thyroïd. sub-totale droite. Ligature à gauche.	Sept. 28 : 36 (—3 %).			
Obs. 7	Mme G... (G. E.)	25 (37)		13 oct. 27 : 65 (+76 %).	22 oct. 27 : Thyroïd. partielle. Août 28 : Thyroïd. complémentaire.	14 nov. 27 : 64 (+74 %).	14 déc. 27 : 58 (+56 %)	29 sept. 28 40 (+8 %).	
Obs. 8	Mme As... (G. T.)	62 (34)	2 oct. 28 : 45 (+26 %). (Déjà opérée une première fois goitre toxique lobe gauche, en 1923).		4 oct. 28 : Résection sub-totale lobe droit.	13 oct. 28 : 28 (—14 %).			
Obs. 9	Mme S... (G. T.)	37 (37)	15 sept. 28 : 72 (+94 %). (La malade a subi sans succès quinicardine et Rayons X.		Sept. 28 : Enucléation, noyau de lobe médian plongeant.	1er oct. 28 : 39 (+6 %).			
Obs. 10	Mme S... (G. E.)	28 (37)		28 nov. 26 : 43,5 (+16 %).	25 nov. 26 : Thyroïd. partielle.	Janvier 28 : 55 (+49 %).	12 juillet 28 43 (+16 %)		
Obs. 11	Mme J... (G. E.)	39 (37)	11 février 28 : 55 (+49 %).		14 fév. 28 : Thyroïd. sub-totale	23 fév. 28 : 43,5 (+16 %.)			
Obs. 12	Mme L... (G. E.)	26 (37)		15 oct. 27 : 59 (+56 %).	20 oct. 27 : Thyroïd. sub-totale	Mars 28 : 58 (—56 %). Malgré énorme amél. clinique.			
Obs. 13	Mme M... (G. E.)	44 (36)	16 mars 28 : 66 (+83 %).		17 mars 28 : Hémithyr. droite	26 mars 28 : 52 (+44 %).			
Obs. 14	Mme G... ?	25 (37)	Opérée il y a 7 ans. Persistance exophtalmie et quelques signes. 12 oct. 28 : 42 (+13 %).		15 oct. 28 : Résection complémentre.	21 oct. 28 : 40 (+8 %).			
Obs. 15	Mme N... (G. E.)	43 (36.5)	23 sept. 28 : 79 (+122 %).		Hémithyr.	23 oct. 28 : 51 (+42 %).	14 nov. 28 : 63 (+75 %)	5 déc. 28 : 53 (+44 %)	
Obs. 16	Mme P... (G. T.)	34 (37)	22 nov. 27 : 48 (+92 %).		25 nov. 26 : Enucléation.	Déc. 27 : 42 (+13 %).			
Obs. 17	Mme F... (G. E.)	40 (38.5)	A été opérée déjà le 9 février 1926, 5 mars 1926 et 20 mars 1926 (ligatures et sympathect. bilat.). Reste non guérie.	4 oct. 28 : 47,5 (+32 %).	6 oct. 28 : Thyroïd sub-totale	9 nov. 28 : 38 (+10 %).			
Obs. 18	Mme M... (G. T.) (Datant de 20 ans)	49 (35.5)	11 oct. 28 : 50 (+38 %).			14 nov. 28 : 35 (normal). Cliniq. absol. guérie			
Obs. 19	B... Edmond. (G. E.)	39 (39.5)	5 juillet 27 : 62,5 (+61 %).		9 juillet 27 : Hémithyr. droite	21 juillet 27 : 53,5 (+35 %).		27 oct. 27 : 57 (+44 %)	19 oct. 28 : 53 (+36 %)
Obs. 20	C... Pierre. (G. T.)	32 (39.5)	19 oct. 27 : 78 (+100 %).		25 oct. 27 : Enucléation goitre kystique	5 nov. 28 : 51 (+29 %).			
Obs. 21	J... Philibert. (G. E.)	20 (39.5)	22 nov. 27 : 60 (+51,5 %).		26 nov. 27 : Ligature de trois artères. 13 déc. 27 : Hémithyr. droite 26 avril 28 : Hémithyr. gauche	23 mai 28 : 72 (+80 %).	Métabolisme non encore fait après cette intervent.		

(1) Le chiffre entre parenthèses à côté du chiffre de l'âge indique le taux normal du métabolisme chez ce sujet

nos recherches, que résulte, en bonne partie, la valeur diagnostique de la connaissance de ce chiffre ; en effet, s'il venait simplement confirmer toujours et partout la clinique, il serait un luxe inutile. C'est des renseignements qu'il peut donner dans les cas latents ou larvés qu'il tire une partie de son intérêt.

Mais, plus que l'étude isolée des chiffres trouvés à l'examen avant le traitement, l'étude comparée des chiffres pré et post-opératoire nous a paru féconde. Vingt et une observations remplissent cette condition; elles permettent de préciser l'action, sur le taux du métabolisme, d'une part du traitement lugolé préopératoire, d'autre part, des interventions thyroïdiennes.

Quelques observations seulement nous permettent de comparer le taux du métabolisme avant et après la mise en œuvre de la médication iodée ; certains cas sont pourtant très nets à ce point de vue : dans une observation, en 5 jours de traitement lugolé, le chiffre du métabolisme tombe de 49 (+ 36 %), à 40 (— 11 %). De même, en quelques jours, dans une autre observation 5 (Mme F...), on note une chute de 62 (+ 77 %) à 56 (— 60 %). Et c'est certainement un des mérites de l'étude du *métabolisme basal d'avoir réhabilité sur des bases solides la médication iodée, faussement condamnée à la fin du siècle dernier dans le basedowisme.* C'est sans doute à cette action de la médication lugolée qu'il faut attribuer certains résultats, en apparence paradoxaux, constatés dans quelques observations où le métabolisme préopératoire a été mesuré seulement après ce traitement iodé. Dans une observation par exemple, bien qu'il s'agisse d'un goitre exophtalmique vrai à symptômes accentués, le taux du métabolisme avant l'intervention est seulement 42 (+ 13 %). Dans une autre observation, il est à 37. Il faut admettre que chez ces malades (chez qui l'intervention thyroïdienne a d'ailleurs obtenu un nouvel abaissement marqué de ce chiffre), une sensibilité particulière à l'iode avait, avant l'examen physiologique, obtenu la sédation des phénomènes d'hyperthyroïdie, sédation constatée de façon moins complète, mais très nette, dans les cas où deux examens successifs, avant et après l'épreuve du traitement iodé, ont pu être pratiqués.

L'étude de l'influence des opérations thyroïdiennes peut être fondée sur un nombre plus grand d'observations ; la valeur de ces interventions, au point de vue de la guérison ou de l'amélioration du syndrome clinique, a été longuement discutée ailleurs, à propos des mêmes malades (cf. th. de Peycelon). C'est donc uniquement au point de vue de leur influence sur le métabolisme de base que nous voulons ici les étudier. La chute du taux de métabolisme est à peu près constante après ces interventions. Elle est en général, remarquablement rapide ; en quelques jours, dans la plupart des cas où nous avons pu répéter les examens, un taux d'amélioration voisin du taux définitif est atteint, il ne se modifie que fort peu par la suite, avec tendance pourtant, chez quelques sujets, à une légère amélioration. Le degré de cette chute est tel que (mis à part le malade de l'obs. 21, chez qui le métabolisme n'a pu être cherché après l'intervention), 3 malades seulement sur 20 (6,6 %) ont gardé une dépense de fond supérieure à + 35 % du taux normal.

L'étendue de l'intervention thyroïdienne paraît avoir une importance assez grande. En règle générale, tous les auteurs ont constaté une amélioration des échanges d'autant plus accusée que la résection thyroïdienne a été plus complète ; et, de même que pour la médication iodée, la recherche systématique du métabolisme a certainement contribué à orienter la chirurgie thyroïdienne vers des opérations de plus en plus larges. Nos résultats viennent nettement à l'appui de cette opinion. En effet, dans tous les cas où les malades ont subi des thyroïdectomies subtotales, le taux du métabolisme, élevé avant l'intervention, a été ramené au voisinage de la normale. A titre d'exemple, voici quelques faits :

		AVANT L'INTERVENTION	APRÈS THYROIDECTOMIE
		—	—
Mme B......	Obs. 2	+ 36 %	+ 12 %
Mme C......	Obs. 4	+ 57 %	+ 16 %
Mme J......	Obs. 6	+ 13 % (ap. Lugol)	3 %
Mme J......	Obs. 11	+ 49 %	− 16 %
Mlle F......	Obs. 17	+ 32 %	+ 10 %

Une exception apparente est réalisée par une observation où, malgré une énorme amélioration clinique (engraissement de 30 kilos), le métabolisme post-opératoire est voisin du chiffre trouvé avant l'intervention ; mais le premier examen, fait seulement après la mise en œuvre du traitement lugolé, dans un cas particulièrement grave, ne répond sans doute nullement à l'état fonctionnel de la malade avant le traitement : le bénéfice temporaire acquis par le traitement iodé a été simplement consolidé et rendu définitif par la thyroïdectomie, qui a pu sembler sans effet sur la dépense de fond.

Il ne semble pas, au contraire, que les interventions plus économiques amènent une chute aussi sensible du métabolisme dans les maladies de Basedow vrai ; en effet, après thyroïdectomie partielle ou hémithyroïdectomie, nous trouvons la persistance de + 36 %, de + 41 %, de + 56 %, à côté de cas, il est vrai, plus favorables (+ 22 %, par exemple). Dans certains cas, on assiste à une véritable récidive, plus grave que l'évolution du premier goitre (+ 80 % après l'hémithyroïdectomie droite). Enfin, la démonstration de la relation étroite de la qualité de la guérison avec la quantité de parenchyme enlevé est bien établie pour les cas où une intervention itérative, une résection complémentaire, ramène au voisinage de la normale un taux jusque là demeuré anormal (+ 8 %). L'observation 17 établit de même la supériorité de la thyroïdectomie sur les opérations indirectes (ligatures et sympathectomie). Ainsi, l'étude du métabolisme *se trouve en accord avec l'étude clinique pour faire de la thyroïdectomie subtotale large l'opération de choix dans les syndromes basedowiens.*

Cette amélioration du taux du métabolisme après les interventions n'est pas seulement constante et rapide ; elle est, en outre, durable ; à ce point de vue, les observations de quelques malades, opérées il y a plusieurs années, sont fort instructives, même lorsque chez eux l'examen préopératoire n'a pu être fait. Mais le fait de trouver chez elles des chiffres voisins de la normale est une preuve de la solidité de la guérison : or, c'est ce que nous avons constaté dans 2 cas anciens, opérés respectivement il y a 12 et 5 ans.

On voit donc tout l'intérêt du métabolisme basal au point de vue contrôle de la guérison clinique. Sans doute, ces renseignements ne doivent pas être détachés de l'ensemble des autres symptômes, et il serait excessif de conclure, avec Sistrunk, que la persistance d'un taux élevé peut constituer, à elle seule, l'indication d'une résection itérative. Mais, il n'en reste pas moins que cette persistance doit entraîner une surveillance plus étroite du malade et laisser prévoir la possibilité d'une récidive.

V

Il nous reste enfin, avant de conclure cette étude, à exposer des résultats d'un autre ordre, qui nous sont apparus comme une conséquence indirecte de ces recherches.

Au cours de nos examens, en effet, nous avons noté un fait qui, pensons-nous, n'a point été encore signalé. Sa constance lui confère une certaine valeur. Si l'on calcule la quantité V d'air expiré en une heure par le malade en expérience, et si l'on divise le chiffre ainsi obtenu par le poids P du malade, on obtient un rapport $\frac{V}{P}$ qui représente la quantité d'air expirée par heure et par kilogramme de poids du malade. Le rapport $\frac{V}{P}$ subit presque constamment (90 % des cas), un abaissement très sensible après la thyroïdectomie. La quantité d'anhydride carbonique contenue dans 100 cm³ d'air expiré est parfois augmentée, d'autre fois diminuée après l'intervention : on ne peut donc attribuer les modifications que nous notons à une excitation des centres respiratoires par un excès d'anhydride carbonique, puisqu'il n'y a, entre les variations du quotient $\frac{V}{P}$ et celles du pourcentage de l'anhydride carbonique dans l'air expiré, aucun parallélisme. D'autre part, il ne s'agit pas d'une perturbation temporaire, mais d'une modification durable dans le régime de la ventilation pulmonaire, car cet abaissement se montre persistant chez les malades revus à plusieurs mois de distance. Nous avons donc été amenés à penser que le corps thyroïde agissait directement sur ce régime, sans doute par l'intermédiaire d'une sécrétion glandulaire qui se trouve réduite après la thyroïdectomie, cette réduction constituant en quelque sorte un symptôme léger d'insuffisance glandulaire.

2° ETUDE DES VARIATIONS DU PHOSPHORE SOUS L'INFLUENCE DU DIABETE ET DES PRINCIPES HYPO-GLYCEMIANTS (27-32)

On sait, depuis les travaux d'Embden et de son école, le rôle important que joue le phosphore dans le métabolisme des glucides. Le sang renferme le phosphore sous des formes variables : 1° forme anorganique ; 2° formes organiques. L'on peut, d'autre part, ranger dans cette dernière classe divers types de molécules organiques phosphorées : le phosphore lipoïdique, le phosphore éthérifié comportant surtout un éther hexose-phosphorique ou *lactacidogène* et enfin un phosphore restant obtenu en soustrayant au phosphore total l'ensemble des phosphores salin, lipoïdique et éthérifié. Il correspond à ce que Embden désigne sous le nom de « *phosphore organique restant* ».

Or, on sait que, au niveau du muscle, un polymère du glucose se copule avec le phosphore organique restant pour donner du lactacidogène qui se détruit pendant la contraction musculaire en se décomposant en acide lactique et acide phosphorique.

Il nous a donc semblé intéressant de suivre les modifications de ces diverses formes du phosphore sous l'influence des facteurs qui modifient le métabolisme normal des glucides : influence pathologique du diabète d'une part, influence thérapeutique des hypoglycémiants d'autre part.

Sur ce sujet, de nombreux travaux, presque exclusivement de langue anglaise, ont été publiés. Tous affirment que le phosphore anorganique est diminué sous l'action de l'insuline et varie, par conséquent, dans le même sens que le sucre. Nos recherches nous ont amené à des conclusions absolument opposées.

Les méthodes que nous avons utilisées pour nos recherches sont les suivantes :

1° Le dosage du sucre a été réalisé par la méthode de Fontès et Thivolle.

2° Le dosage du phosphore salin et du phosphore éthérifié a été pratiqué par les méthodes de Machebœuf.

3° Le dosage du phosphore lipoïdique a été exécuté par la méthode de Lameland.

4° Nous avons calculé le phosphore organique total et le phosphore organique restant d'après les formules :

Phosphore organique total = Phosphore total Phosphore salin. Phosphore organique restant = Phosphore total — (Phosphore salin + Phosphore éthérifié + Phosphore lipoïdique).

Nos résultats ont été consignés dans les tableaux suivants : p. 48, 49, 50.

De l'étude de ces tableaux nous pouvons conclure :

I. — Le dosage des formes diverses du phosphore plasmatique : chez l'homme normal, chez le diabétique en dehors de toute influence de l'insuline, et chez le diabétique subissant l'action de l'insuline, permet d'exprimer diverses règles qui peuvent être ainsi formulées :

1° *Phosphore total.*

Nous avons obtenu les moyennes suivantes :

Homme normal	0,082
Diabétique	0,123
Diabétique insuliné	0,109

(calculé en grammes pour 1 litre de plasma).

On voit donc que *le plasma des diabétiques contient plus de phosphore total que le plasma de l'homme normal.*

4

2° *Phosphore salin.*

Nous avons obtenu les moyennes suivantes :

Homme normal	0,029
Diabétique	0,015
Diabétique insuliné	0,036

(calculé en grammes pour 1 litre de plasma).

On voit donc que *le plasma du sujet diabétique contient environ 2 fois moins de phosphore salin que le plasma de l'homme normal.*

ÉTUDE DES VARIATIONS DES DIVERSES FORMES DU PHOSPHORE PLASMATIQUE CHEZ LE DIABÉTIQUE EN DEHORS DE L'ACTION DE L'INSULINE ET SOUS SON INFLUENCE

Valeur absolue en grammes par litre du plasma sanguin humain.								
Numéro		Sucre	P total	P salin	P organique	P organique éthérifié	P organique lipoïdique	P organique restant
19	Normal	0,91	0,110	0,036	0,074	0,008	0,060	0,006
20		0,89	0,051	0,017	0,034	0,002	0,024	0,008
21		0,86	0,089	0,036	0,053	0,004	0,031	0.018
	Moyenne...	*0,88*	*0,082*	*0,029*	*0,054*	*0,005*	*0,038*	*0,0107*
9	Diabétique	5,8	0,059	0,006	0,053	0,023	0.021	0,009
10		4,3	0,154	0,020	0,134	0,049	0,060	0,025
11		4,2	0,155	0,020	0,135	0,041	0,067	0,027
	Moyenne...	*4,4*	*0,123*	*0,015*	*0,107*	*0,037*	*0,049*	*0,020*
12	Diabétique insuliné	3,15	0,072	0,014	0,058	0,013	0.032	0,013
13		3,1	0,140	0.035	0,105	0,026	0,065	0,014
14		2,4	0,130	0,039	0.091	0.022	0,061	0,012
15		2,2	0,140	0,044	0,096	0.020	0,066	0,010
16		1,65	0,104	0,036	0,068	0,015	0,049	0,004
17		1,41	0,080	0,033	0,047	0.008	0.030	—
18		1,2	0,101	0,041	0,060	0.008	0,045	0,007
	Moyenne...	*2,1*	*0,100*	*0,036*	*0,075*	*0.016*	*0,051*	*0,0085*

VARIATIONS SUBIES PAR LES DIFFÉRENTES FORMES DU PHOSPHORE SOUS L'INFLUENCE DE L'INSULINE ET DE LA SYNTHALINE

Valeur absolue en gramme par litre du plasma sanguin.

Numéro		Sucre	P total	P salin	P organique	P organique étherifié	P organique lipoïdique	P organique restant
	1° dans le plasma du Cobaye.							
	Plasma							
23	Normal..........	0,75	0,1344	0,0746	0,0598	0,0066	0,0507	0,0025
24	Insuliné	0,37	0,1284	0,0929	0,0355	0,0029	0,0328	—
26	Insuliné	0,41	0,1101	0,0746	0,0355	0,0029	0,0304	0,0022
27	Synthaline injectée	0,34	0,1101	0,0746	0,0355	0,0029	0,0299	0,0027
	2° dans le muscle du Cobaye (par kilogramme de muscle).							
	Muscle							
31	Normal..........	1,73	0,3102	0,0986	0,2116	0,0448	0,1344	0,0324
32	Insuliné	0,32	0,3643	0,0806	0,2837	0,0711	0,1702	0,0424
24	Synthaline injectée	0,31	0,3524	0,0802	0,2722	0,0672	0,1559	0,0491
	3° dans le plasma du sang du Lapin.							
	Plasma							
22	Normal..........	0,85	0,1015	0,0504	0,0471	0,0089	0,0354	0,0032
25	Insuliné.........	0,32	0,0686	0,0597	0,0089	—	0,0089	—
28	2 h. après injection, Synthaline injectée	1,2	0,0716	0,0290	0,0426	0,0134	0,0205	0,0027
29	4 h. après injection, Synthaline injectée	0,9	0,0686	0,0356	0,0330	0,0056	0,0209	0,0055
30	6 h. après injection, Synthaline injectée	0,35	0,0627	0,0477	0,0150	0,0011	0,0119	0,0020

MODIFICATIONS POUR 100 SUBIES PAR LES DIFFÉRENTES FORMES DU PHOSPHORE SOUS L'INFLUENCE DE L'INSULINE CHEZ LE DIABÉTIQUE ET CHEZ L'ANIMAL NORMAL

	P soluble est augmenté de	P organique	P éthérifié	P lipoïdique	P organique restant
		sont diminués de			
Diabétique.....	120 p. 100	57 p. 100	52 p. 100	0 p. 100	57 p. 100
Cobaye............	10 —	40 —	55 —	37 —	50 —
Lapin	15 —	79 —	100 —	74 —	100 —

3° *Phosphore organique total.*

Homme normal 0,054
Diabétique 0,107
Diabétique insuliné 0,075
(calculé en grammes pour 1 litre de plasma).

On voit donc que *le plasma du sujet diabétique contient environ 2 fois plus de phosphore organique total que le plasma de l'homme normal.*

Si l'on cherche quelle est la forme de phosphore organique qui provoque cette exagération, on trouve les résultats suivants :

4° *Phosphore lipoïdique.*

Nous avons obtenu les moyennes suivantes :

Homme normal 0,038
Diabétique 0,049
Diabétique insuliné 0,051
(calculé en grammes pour 1 litre de plasma).

On voit donc que *le plasma du sujet diabétique renferme un peu plus de phosphore lipoïdique que le plasma de l'homme normal.* (*environ* 1/3 *en plus*).

5° *Phosphore organique restant.*

Nous avons obtenu les moyennes suivantes :

Homme normal	0,0107
Diabétique	0,0200
Diabétique insuliné	0,0085

(calculé en grammes pour 1 litre de plasma).

On voit donc que *le plasma du sujet diabétique renferme environ 2 fois plus de phosphore organique restant que le plasma de l'homme normal.*

6° *Phosphore organique éthérifié.*

Nous avons obtenu les moyennes suivantes :

Homme normal	0,005
Diabétique	0,027
Diabétique insuliné	0,016

(calculé en grammes pour 1 litre de plasma).

On voit que *le plasma du sujet diabétique renferme 7 fois plus de phosphore éthérifié que le plasma de l'homme normal.*

II. — L'insuline injectée chez le diabétique agit de façon très diverses suivant le type de phospore étudié. Il est possible de résumer ainsi son action :

1° *L'insuline est sans action sur le phosphore lipoïdique ;*

2° *Pour toutes les autres formes du phosphore, l'injection d'insuline tend à rétablir le type normal.*

Elle élève donc le taux du phosphore salin, dépassant même le type normal.

Elle abaisse par contre le taux du phosphore organique total et cette modification porte à la fois sur le phosphore éthérifié et sur le phosphore organique restant.

3° Nous avons examiné l'action de l'insuline sur les diverses formes de phosphore plasmatique chez l'animal normal. Nous avons trouvé que cette action s'exerce dans le même sens que chez le diabétique. Il convient toutefois de noter les différences suivantes :

a) L'abaissement du taux du phosphore organique est un peu plus intense chez l'animal normal que chez le sujet diabétique. Il est aussi plus complet puisqu'il porte sur le phosphore lipoïdique.

b) Au contraire, l'augmentation subie par le phosphore salin chez le diabétique sous l'action de l'insuline, ne se retrouve que très atténuée, à peine sensible, chez l'animal normal.

Or, c'est sur ce point que nos conclusions tirées de l'étude du diabétique s'opposent à celles déduites par les auteurs anglais et américains de l'expérimentation sur l'animal normal ;

4° La synthaline semble agir de la même manière que l'insuline, du moins chez l'animal normal et en injections sous-cutanées ;

5° Nous avons étudié les mêmes variations des diverses formes du phosphore au niveau du muscle du Cobaye.

Toutes les propositions que nous avons émises pour le plasma sont renversées au niveau du muscle. Nous avons donc sous l'action de l'insuline une diminution du phosphore anorganique alors qu'au contraire le phosphore organique sous toutes ses formes est augmenté.

Discussion. — Nos résultats s'opposent donc à ceux des auteurs anglais en ce qui concerne les variations subies par le phosphore salin sous l'action de l'insuline.

Pour ces auteurs, le phosphore salin varie dans le même sens que le sucre.

Pous nous, ces variations se font en sens absolument opposé.

La divergence est cependant moins grande que l'on pourrait le croire. En effet, un certain nombre de précisions permettent de mieux comprendre les résultats obtenus de part et d'autre.

1° Les auteurs étrangers ont presque toujours étudié l'action de l'insuline sur l'animal normal; au contraire, nos résultats les plus nets sont recueillis chez le diabétique. Or, un organisme ne réagit pas de la même façon à un médicament, même si ce médicament est une hormone, à l'état normal et à l'état pathologique.

2° La méthode de dosage du phosphore salin employée par tous les auteurs précités est celle de Bell et Doisy, modifiée par Briggs. Or, il s'agit d'une méthode colorimétrique rapide, mais, nous pensons, beaucoup moins précise que celle de Machebœuf qui est une méthode titrimétrique.

Nos résultats obtenus chez l'animal sont beaucoup moins nets que chez le diabétique ; ils laissent place, comme ceux des auteurs anglais, à de grandes variations individuelles.

4° Quelques auteurs notent qu'après un abaissement de quelques heures, il se fait une élévation secondaire, indépendante de la glycémie.

5° L'injection de strychnine qui provoque une consommation intense de glucose, tout comme l'insuline, amène non une diminution du P^2O^5, mais une augmentation.

On voit donc que dans les résultats antérieurs aux nôtres, tout n'est pas absolument clair et que, des recherches nouvelles pouvaient paraître logiques.

Interprétation. — Si l'on songe qu'un cycle s'établit, passant par les stades successifs : phosphore salin, phosphore organique restant, phosphore éthérifié, phosphore salin, tout se passe comme si, au niveau du plasma, le diabète exerçait une action d'arrêt sur la transformation : phosphore éthérifié, phosphore salin, avec élévation, en amont, du phosphore éthérifié, et chute, en aval, du phosphore salin.

Au contraire, au niveau du muscle, le barrage semble posé sur le trajet phosphore salin, phosphore organique restant avec élévation, en amont, du phosphore salin, chute, en aval, du phosphore éthérifié.

L'insuline et la synthaline lèvent ces barrages.

On peut donc considérer ces agents hypoglycémiants comme jouant un rôle de premier plan dans la synthèse du lactacidogène au niveau du muscle, dans son utilisation au niveau du sang.

Ces données peuvent être ainsi schématisees :

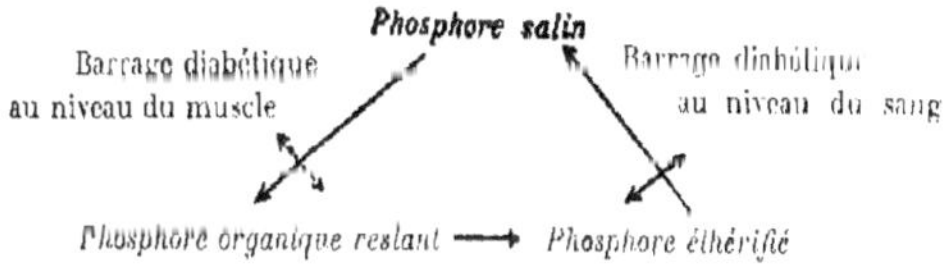

En résumé. — On note :

1° Chez le diabétique une diminution du phosphore salin du plasma ; une augmentation au contraire du phosphore organique du plasma, cette augmentation affectant surtout le phosphore éthérifié qui est multiplié par 7, et le phosphore organique restant qui est doublé.

2° Chez le diabétique, et chez l'animal normal, l'insuline et la synthaline agissent différemment au niveau du sang et au niveau du muscle sur les diverses formes du phosphore.

Au niveau du sang, les transformations subies tendent à rétablir le type normal. On a donc :

Elévation du phosphore salin.

Abaissement du phosphore éthérifié et du phosphore restant.

Aucune action sur le phosphore lipoïdique.

Au niveau du muscle, les modifications s'opposent à celles subies par le sang, et l'on a un abaissement du Ph anorganique et une augmentation parallèle du Ph organique.

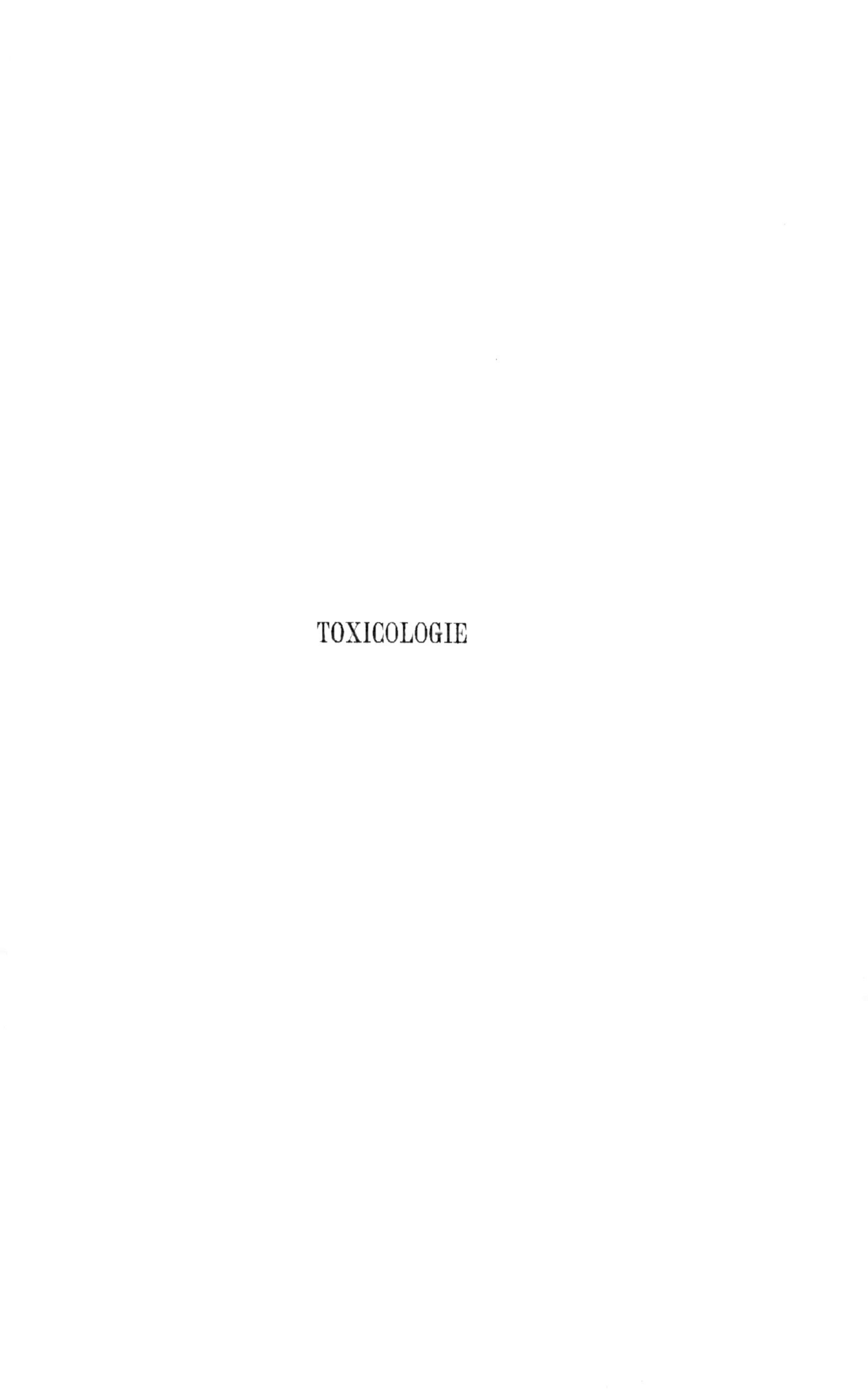

TOXICOLOGIE

TOXICOLOGIE

SUR UNE MÉTHODE NOUVELLE D'EXTRACTION DES ALCALOÏDES (20-23-24)

Le problème posé par la médecine légale à la chimie toxicologique pour la recherche des poisons dans les viscères peut se résumer en la séparation et la caractérisation d'une quantité parfois extrêmement faible d'une substance toxique disséminée au sein de la masse considérable des substances organiques, qui sont les éléments constitutifs des tissus. Ce problème se complique d'autre part de ce fait que les plus importants des corps toxiques, les alcaloïdes, dont la recherche s'impose dans une expertise, possèdent une formule chimique complexe à poids moléculaire élevé, qui les apparente, tout au moins dans certaines de leurs réactions chimiques, avec la molécule des protides. Nous n'en voulons pour preuve que la communauté de certains réactifs, dits de précipitation, qui, s'ils précipitent les alcaloïdes de leurs solutions salines, parfois sous forme de combinaisons cristallisées, coagulent de même les albumines et les peptones. Le réactif de Tanret, le réactif iodo-ioduré, les réactifs iodo-bismuthiques sont couramment employés en toxicologie et en chimie biologique. La parenté chimique se confirme dans l'observation de l'acide picrique, qui, comme chacun sait, coagule les albumines, mais donne avec les alcaloïdes des sels très peu solubles, de cristallisation d'ailleurs parfois caractéristique.

Deux solutions ont été données à ce problème. L'une, qui est la méthode de Stass-Otto, consiste à précipiter les albumines des tissus par l'alcool acidifié par l'acide tartrique ou l'acide oxalique. Les sels d'alcaloïdes solubles dans l'alcool passent dans le filtrat alcoolique, tandis que les albumines coagulées restent sur le filtre.

La seconde, préconisée par Dragendorff, dans sa méthode demeurée classique, traite les viscères finement broyés par de l'eau acidifiée par l'acide sulfurique. On fait macérer la masse au bain-marie et on filtre. Les alcaloïdes passent dans le filtrat sous forme de sulfates solubles.

Ces deux méthodes ne sont pas sans présenter de sérieux défauts. La méthode de Stass-Otto emploie l'alcool comme agent de coagulation des albumines. Or, ce corps offre dans le cas particulier, le gros inconvénient de dissoudre une certaine quantité de graisses et en particulier de lipides phosphorés, les lécithines entre autres. Il entraîne de même certains corps, que la chimie toxicologique désigne sous le nom impropre de résines, et qui semblent être des pigments et des cholestérols. Une des grosses difficultés de la méthode de Stass consiste à purifier les liquides d'extraction et à les débarrasser des impuretés qui gênent la caractérisation ultérieure des corps toxiques. Il est nécessaire d'évaporer l'alcool, de reprendre par l'eau, et de filtrer, toutes opérations qui ne sont pas sans provoquer des pertes sensibles, et quiconque a fait des expertises toxicologiques s'est heurté à la grosse difficulté de l'obtention de produits d'extraction très purs.

La plupart des réactions des alcaloïdes se passent au sein de l'acide sulfurique concentré. La moindre trace d'impuretés, de lipides en particulier, provoque l'apparition d'une coloration brunâtre qui masque la réaction colorée caractéristique, d'ailleurs fugace et en rend l'observation impossible ou, tout au moins, douteuse.

La méthode de Dragendorff opérant au sein de l'eau échappe à cette critique. Cependant elle utilise, pour la dissolution des alcaloïdes, l'acide sulfurique. Or, si certains alcaloïdes comme la strychnine, la brucine, la quinine résistent à son action et s'unissent à l'acide en formant des sels stables, d'autres, tels que la cocaïne, l'atropine, sont facilement attaqués par l'acide, à la température de 60 à 70°, et se décomposent en donnant naissance à des corps secondaires de différenciation impossible. De plus, une expertise toxicologique implique la recherche de certains poisons de la famille des glucosides, la digitaline en particulier, qui, ne résistant pas à l'action de l'acide sulfurique, peuvent être décomposés et échapper à toute recherche.

Pour obvier à ces deux inconvénients, nous avons songé à utiliser, pour la séparation des alcaloïdes, l'acide trichloracétique que Moog a si heureusement introduit dans le domaine de la chimie biologique et qui est couramment employé pour la désalbumination du sérum dans l'analyse du sang.

L'idée de l'emploi de ce réactif dans l'analyse toxicologique nous est venue à l'occasion d'une recherche d'aniline dans le sang d'un individu intoxiqué accidentellement par les vapeurs de ce corps. N'ayant à notre disposition que de faibles quantités de substance nous ne pouvions songer à employer la technique habituelle d'entraînement par la vapeur d'eau. Le sang a été précipité par l'acide trichloracétique à 20 %. Le filtrat alcalinisé par de la soude a abandonné à l'éther des traces d'une substance huileuse qu'il fut facile de caractériser pour de l'aniline par les réactions si brillantes de cette amine cyclique.

Nous avons préparé un certain nombre de trichloracétates d'amines et d'alcaloïdes. Ces sels n'ont à notre connaissance jamais été décrits. Les uns sont très bien cristallisés au sein de l'eau; d'autres ne s'obtiennent à l'état cristallin que dans l'alcool absolu. Un certain nombre n'ont pu être obtenus à l'état cristallin et se présentent sous forme d'un sirop. Comme nous le verrons, tous présentent une solubilité qui permet de les séparer du coagulum des albumines tissulaires.

Trichloracétate d'aniline

Ce sel se prépare facilement en ajoutant à une certaine quantité d'aniline une quantité équimoléculaire d'acide trichloracétique en solution aqueuse. On chauffe au bain-marie jusqu'à dissolution de la base. Le sel cristallise par refroidissement en belles paillettes blanches nacrées.

Il contient une molécule d'eau de cristallisation. Calculé pour $C^6H^5NH^2CCl^3COOH + H^2O$: N 0/0, 5.10 ; Cl 0/0, 38.7 ; H^2O 0/0, 6.52. — Trouvé : N 0/0, 5.07 et 5.22 ; Cl 0/0, 38.9 et 39.2 ; H^2O 0/0 5.9 et 6.2.

Solubilité dans l'eau : à 55°, 33.21 0/0 ; à 15°, 3.28 0/0

Trichloracétates de toluidines

Cristallisent avec une molécule d'eau.

Solubilité dans l'eau :			
	Trichloracétate d'*o*-toluidine :	à 54°,	43.3 0/0
		à 15°,	7.2 0/0
	Trichloracétate de *p*-toluidine :	à 57°,	38.4 0/0
		à 15°,	2.7 0/0

Trichloracétate de strychnine

Se prépare très facilement en faisant tomber dans une solution aqueuse d'acide chauffé au bain marie une quantité équimoléculaire de strychnine finement pulvérisée.

L'alcaloïde se dissout et la liqueur filtrée abandonne en refroidissant de fines aiguilles blanches.

Calculé pour $C^{21}H^{22}N^{2}O^{2}CCl^{3}COOH + 3H^{2}O$: N 0/0, 5.08 ; Cl 0/0, 19.31 ; $H^{2}O$ 0/0, 9.78. — Trouvé : N 0/0, 5.21 et 5.28 ; Cl 0/0, 19.02 et 19.24; $H^{2}O$ 0/0, 9.06 et 9.31.

Solubilité dans l'eau : à 52°, 20.75 0/0
à 15°, 4.03 0/0

Trichloracétate de brucine

Se prépare comme le précédent, cristallise au sein de l'eau en belles aiguilles groupées en rosettes.

Calculé pour $C^{23}H^{26}N^{2}O^{4}CCl^{3}COOH + 3H^{2}O$: Cl 0/0. 17.41 ; N 0/0, 4.57 ; $H^{2}O$ 0/0 8.81. — Trouvé: Cl 0/0, 16.93 et 17.2; N 0/0, 4.61 et 4.63; $H^{2}O$ 0/0 8.7 et 8.68.

Solubilité dans l'eau : à 53°, 25.25 0/0
à 15°, 4.02 0/0

Trichloracétate de morphine

Cristallise plus difficilement que les précédents, s'obtient cependant à l'état cristallisé par l'évaporation lente de la solution aqueuse.

Calculé pour $C^{17}H^{19}NO^{3}CCl^{3}COOH + 3H^{2}O$: Cl 0/0, 21.19 ; N 0/0, 2.78 ; $H^{2}O$ 0/0, 10.74. — Trouvé : Cl 0/0, 20.92 ; N 0/0, 2.85 ; $H^{2}O$ 0/0, 10.67.

Trichloracétate de codéine

Cristallise très facilement au sein de l'eau en belles tablettes quadrangulaires. Ces cristaux contrairement à ceux précédemment décrits, s'altèrent à l'air et jaunissent en devenant amorphes.

Calculé pour $C^{18}H^{21}NO^{3}CCl^{3}COOH + 2H^{2}O$: Cl 0/0, 21.36 ; N 0/0, 2.80 ; $H^{2}O$ 0/0, 7.21. — Trouvé: Cl 0/0, 21.81 et 21.74; N 0/0, 2.91 et 2.82 ; $H^{2}O$ 0/0, 7.08 et 7.12.

Solubilité dans l'eau : à 54°5 23.71 0/0
à 15° 2.81 0/0

Trichloracétate de quinine

S'obtient comme les précédents. Cristallise en très belles aiguilles soyeuses.

Calculé pour $C^{20}H^{24}N^2O^2CCl^3COOH + 4\ H^2O$: Cl 0/0, 19.03 ; N 0/0, 5.00 ; H^2O 0/0, 12.86. — Trouvé: Cl 0/0, 19.08; N 0/0, 5.19 ; H^2O 0/0, 12.04.

Solubilité dans l'eau : à 58°, 29.98 0/0
à 15°, 3.43 0/0

Trichloracétate de quinidine

S'obtient aussi à l'état cristallisé avec 3 molécules d'eau de cristallisation.

Calculé pour $C^{20}H^{24}N^2O^2CCl^3COOH + 4\ H^2O$: Cl 0/0, 19.66 ; N 0/0, 5.13 ; H^2O 0/0, 12.86. — Trouvé : Cl 0/0, 20.08 et 19 3 ; N 0/0, 5.21 et 5.18 ; H^2O 0/0, 12.71 et 12.68.

Les trichloracétates de cocaïne, de nicotine, d'atropine, de cinchonine n'ont pu être obtenus à l'état cristallisé. Préparés au sein de l'alcool absolu bouillant par l'action de l'acide trichloracétique en solution alcoolique sur l'alcaloïde en suspension dans ce liquide, ils s'obtiennent sous forme d'une masse amorphe, ne tardant pas à se transformer à l'air en une laque transparente. Cependant l'alcaloïde s'obtient facilement en alcalinisant la solution aqueuse de ces sels par du bicarbonate de soude. Tous ces trichloracétates précédemment décrits sont solubles dans l'alcool et l'acétone, insolubles dans l'éther, la benzine, la ligroïne.

Ils s'altèrent plus ou moins vite au sein de l'eau bouillante, l'acide trichloracétique se décomposant en chloroforme et acide carbonique, tandis que la base précipite.

Cette propriété que possède l'acide trichloracétique de précipiter intégralement les albumines d'une part, et d'autre part de se combiner aux alcaloïdes en donnant des sels solubles, en rend l'emploi particulièrement indiqué dans la recherche toxicologique.

Voici un certain nombre de techniques répondant aux cas les plus fréquents de la pratique.

A. — *Recherche d'un alcaloïde dans le lait*

L'échantillon de lait est additionné dans un ballon à fond rond, d'une solution d'acide trichloracétique à 20 % jusqu'à réaction franchement acide. La coagulation est immédiate. On porte le ballon au B.-M. jusqu'à l'obtention d'une température de 35°. Au bout de 15 minutes, on filtre et on lave le précipité avec une solution d'acide trichloracétique à 4 %. Le filtrat est généralement limpide. Parfois cependant il est troublé par une légère opalescence qui ne gêne en rien.

On épuise directement le liquide acide par de l'éther de pétrole, suivant la technique de Kohn Abrest. On épuise ensuite par de l'éther sulfurique bien exempt d'alcool. Cet épuisement doit être renouvelé deux ou trois fois. Dans les résidus de l'évaporation de l'éther acide, obtenus suivant la technique habituelle on trouve les glucosides : digitaline, strophantine et les barbiturates, véronal, etc. Ces résidus ainsi obtenus sont purs de premier jet et sont même directement pondérables.

La liqueur acide est alcalinisée par du bicarbonate de soude ou mieux de potasse. Dès l'obtention de la réaction alcaline on filtre rapidement sur laine de verre et on épuise la solution alcaline par de l'éther. On sait que ce solvant dissout mal la strychnine et la morphine. C'est pourquoi après cet épuisement, et tout l'éther étant chassé par un courant d'air obtenu à l'aide d'une trompe, on épuise au chloroforme qui dissout la strychnine.

B. — *Recherche d'un alcaloïde dans le sang*

Le sang total ou le sérum est additionné par petites portions dans un mortier de son poids d'une solution d'acide trichloracétique à 20 %. On malaxe au pilon, et quand toutes les albumines sont coagulées, on transvase dans un ballon à fond rond. On porte la masse à 35°, au bain-marie, pendant 15 minutes. On essore. Le filtrat est parfaitement limpide. Il est inutile d'épuiser le liquide acide par de l'éther de pétrole, et on peut passer immédiatement à son épuisement par l'éther. La marche de l'opération est identique à celle de l'exemple précédent.

C. — *Recherche d'un alcaloïde dans les viscères.*

Les viscères (300 gr.) finement broyés au hache-viande américain sont additionnés petit à petit dans un mortier avec 200 gr. d'acide trichloracétique à 20 %. On malaxe au pilon jusqu'à ce que toute la portion albuminoïde soit coagulée, ce qui se reconnaît facilement à la coloration de l'ensemble qui prend un aspect gris sale. On porte dans un ballon au bain-marie à 35° pendant 15 minutes et on essore. Le filtrat est parfaitement limpide. Cependant si la masse des viscères contenait une grande portion de tissu hépatique, il peut arriver que le filtrat soit légèrement coloré en jaune ou soit opalescent. Le coagulum resté sur l'essoreur est repris dans le mortier avec 100 cc. d'acide trichloracétique à 5 % et est épuisé ensuite dans un presse-viande. On réunit les filtrats qui sont limpides.

On opère alors comme précédemment. Epuisement de la solution acide par l'éther de pétrole léger puis par de l'éther. Epuisement après alcalinisation par le bicarbonate de potasse, par de l'éther et le chloroforme.

On peut d'ailleurs avec le filtrat pratiquer la technique de Dragendorff, qui, comme chacun sait, consiste à épuiser systématiquement la liqueur acide avec le pétrole léger, la benzine et le chloroforme et la liqueur alcalinisée par l'ammoniaque par le pétrole léger, la benzine, le chloroforme, et l'alcool amylique.

Cette technique nous a donné d'excellents résultats.

Nous avons pratiqué les essais suivants :

1° 200 gr. de lait ont été additionnés de 0,240 de quinine. Après précipitation de la caséine par l'acide trichloracétique et épuisement de la solution alcalinisée par de l'éther, nous avons récolté : 0,218 de quinine pure. Rendement, 91 %.

2° Dans 100 cc. de sérum de cheval, nous avons ajouté X gouttes d'aniline. Le sérum a été traité comme il a été dit précédemment. Après épuisement par l'éther de la solution alcaline, nous avons obtenu un résidu huileux, à odeur d'aniline très nette, qui nous a donné les magnifiques réactions de ce corps.

3° Dans 200 gr. d'organes (foie et rein de cheval) hachés à la machine américaine, nous avons ajouté 0,121 de strychnine. Les organes ont été traités comme il a été dit précédemment. Le chloroforme, ayant épuisé la solution alcalinisée par du bicarbonate de potasse, a abandonné 0,107 de strychnine parfaitement cristallisée. Rendement 89 %.

4° Dans 100 cc. de sérum de cheval, nous avons ajouté 0,110 de véronal. La liqueur acide obtenue en traitant le sérum par la méthode habituelle a abandonné à l'éther 0,0925 de véronal = 84 %.

Nous avons administré à un chien de 10 kg. 500, 0,10 de strychnine dans une boulette de viande. Au bout de 10 m. l'animal présente les premiers symptômes d'intoxication qui vont en progressant très rapidement. Au bout de 20 m. l'animal meurt avec des crises convulsives très prononcées. 24 heures après la mort, nous retirons le foie, dont nous prélevons 150 grammes. On pratique l'extraction suivant la méthode décrite. On épuise la solution alcalinisée par du chloroforme qui abandonne 0,0041 de strychnine bien cristallisée sur laquelle il nous est possible de faire, sans autre purification, toutes les réactions de cet alcaloïde et cela avec une très grande netteté.

La technique semble donc générale. Sa simplicité, sa rapidité et son exactitude nous permettront d'entreprendre une série de recherches, en particulier sur les produits alcalins de la putréfaciton des viscères, et sur la fixation de certains poisons organiques dans les organes. Nous nous proposons de poursuivre cette étude.

PHARMACODYNAMIE

PHARMACODYNAMIE

Le problème posé au biologiste par le mécanisme d'action des substances thérapeutiques et toxiques nous a toujours attiré, par la multiplicité des questions qu'il soulève. Nous nous sommes efforcé de résoudre le point suivant: Une substance chimique étant douée d'une propriété biologique ou thérapeutique caractérisée, quelle est, dans sa molécule, la fonction active? Un de ces problèmes avait été nettement posé par M. Fourneau. Avec l'autorisation et sous la direction de ce maître, nous l'avons entrepris pour élucider le mécanisme d'action des acides bromés dans la production de la Narcose (26-28-29-31-30-37-38).

LA NARCOSE PROVOQUÉE

INFLUENCE DE LA MIGRATION DE L'HALOGÈNE DANS LA CHAINE DES ACIDES BROMO-VALERIQUES

Le problème biologique de l'hypnose provoquée par un composé chimique est un des plus complexes de la pharmacodynamie. Pour qu'un corps chimique introduit dans l'organisme produise le sommeil, il doit répondre d'une part à un certain nombre de propriétés physico-chimiques indispensables, et d'autre part posséder dans sa molécule des groupements actifs.

a) Les propriétés physico-chimiques nécessaires à l'obtention de l'hypnose sont assez bien connues. Overton et Meyer ont établi les lois suivantes :

1° Tous les corps solubles dans les graisses et les corps analogues (lipides) peuvent, lorsqu'ils ont pu pénétrer dans la cellule, provoquer la narcose.

2° Cette action est commandée, non seulement par la solubilité dans les graisses, mais encore influencée par la solubilité dans les autres éléments cellulaires et en particulier dans l'eau. Il importe par conséquent de tenir compte d'un coefficient de partage :

$$\frac{\text{Solubilité dans l'huile}}{\text{Solubilité dans l'eau}}$$

Pour qu'une substance donnée soit douée de propriétés narcotiques, il faut donc d'une part qu'elle soit suffisamment soluble dans l'eau pour pouvoir être transportée aux cellules riches en lipides que sont les neurones, et d'autre part, que sa solubilité dans les lipides soit plus accusée que dans l'eau, pour qu'elle puisse pénétrer dans l'intérieur de la cellule.

Les expériences de E. Fourneau sur les membranes artificielles grasses (collodion riciné à 3 %) ont confirmé la loi d'Overton en montrant que, tandis que des médicaments comme l'antipyrine, l'aspirine, des sels d'alcaloïdes, ne passent pas à travers ces membranes, au contraire, les hypnotiques (véronal, sulfonal, trional, etc.), passent en quantité presque rigoureusement proportionnelle à leur coefficient de partage.

Cependant comme l'a démontré M. Tiffeneau : « Les chiffres qui représentent numériquement ces coefficients ne sauraient être considérés dans leur valeur absolue. Il importe de ne les comparer que par rapport aux termes d'une même série chimique ». Ce fait est important et nous en trouverons la confirmation au cours de ce travail.

b) Nous nous sommes proposé en effet d'apporter une contribution à l'étude des groupements chimiques susceptibles, dans un composé donné, de provoquer la narcose. On sait que les hypnotiques appartiennent à un nombre relativement grand de corps chimiques. C'est ainsi qu'il existe des hypnotiques à fonction aldéhydique ou cétonique, des hypnotiques halogénés. Il nous a semblé intéressant, considérant un hypnotique donné, d'éclaircir quelle était la fonction qui dans la molécule provoquait le sommeil.

Nous nous sommes adressé à la série des uréides des acides bromo-valériques. A cette série en effet appartient un hypnotique, connu sous le nom de *bromural* et qui est l'uréide de l'acide α-bromo-iso-valérianique.

$$\begin{matrix} CH^3 \diagdown & & \\ & CH-\underset{\displaystyle Br}{\underset{|}{CH}}-CO-NH-CO-NH^2 \\ CH^3 \diagup & & \end{matrix}$$

Ce corps introduit en thérapeutique par Krieger et R. v. d. Velden a été étudié par A. v. d. Eckhout, Y. Airila. De même son homologue supérieur, l'uréide de l'acide α-bromo diéthyl acétique ou *adaline* :

$$\begin{matrix} CH^3-CH^2 \diagdown & \\ & \underset{\displaystyle Br}{\underset{|}{C}}-CO-NH-CO-NH^2 \\ CH^3-CH^2 \diagup & \end{matrix}$$

doué de propriétés hypnotiques a été bien étudié par M. Tiffeneau et Ardély, et Impens.

Ces travaux ont porté sur la ramification de la chaîne carbonée de l'acide, laissant le brome en α par rapport au carboxyle. Ils ont démontré que la ramification de cette chaîne carbonée jouait un rôle capital en commandant la solubilité de l'uréide dans l'eau et le coefficient de partage : parallèlement à la ramification de la chaîne, s'élève le coefficient de partage et en même temps le pouvoir hypnotique. Donc ce dernier ne serait pas fonction du groupement :

$$\underset{\displaystyle Br}{\underset{|}{C}}-CO-NH-CO-NH^2$$

Comme le dit Tiffeneau: « Peut-être ce groupement a-t-il des propriétés fonctionnelles, mais elles ne se manifestent que lorsque certaines conditions de solubilité sont réalisées, qui dépendent surtout de la chaîne carbonée, et qui ont pour effet de permettre à la substance envisagée de pénétrer facilement et en quantité suffisante jusqu'à la cellule centrale ».

Mais, si on a étudié certaines ramifications de la chaîne, on n'a pas étudié jusqu'ici la variation apportée par le déplacement du brome le long de cette chaîne et l'accumulation de l'halogène. Il nous a semblé intéressant d'entreprendre cette étude : nous l'avons commencée par la série des uréides de l'acide iso-valérianique.

A. LES UREIDES DES ACIDES BROMO ISO VALERIQUES

1° ETUDE CHIMIQUE

1° *Bromural ou uréide de l'acide α bromo isovalérianique naturel*

Ce corps se prépare en faisant réagir le chlorure ou le bromure d'isovaléryle sur l'urée.

Nous sommes partis pour effectuer cette synthèse de l'alcool iso-amylique du commerce.

L'oxydation de cet alcool en acide iso-valérianique a été pratiquée par la méthode au bichromate de potasse.

On a préparé d'une part le mélange suivant:

Eau	80 gr.
SO^4H^2	240 gr.
Alcool amylique	80 gr.

d'autre part :

Eau	360 gr.
Bichromate de potasse	200 gr.

La bouillie de bichromate et d'eau a été versée par un large entonnoir à brome dans le mélange d'alcool et d'acide sulfurique placé dans un ballon de 2 litres, surmonté d'un réfrigérant à reflux.

Une réaction énergique se produit que l'on entretient en faisant tomber peu à peu la bouillie de bichromate (durée d'introduction : 2 heures). On chauffe à l'ébullition pendant 1 heure et on entraîne ensuite à la vapeur d'eau. On extrait à l'éther. La solution éthérée est lavée avec de la soude à 10 % qui retient l'acide. Dans l'éther, restent l'aldéhyde valérique, du valérianate d'amyle, de l'alcool amylique non attaqué. On peut séparer ces trois corps par distillation fractionnée. La solution alcaline est évaporée dans une capsule au bain-marie. Le résidu est acidifié par HCl. On extrait à l'éther, que l'on sèche sur du sulfate de soude anhydre. On distille l'acide valérianique qui passe entre 171° et 175°. Les rendements sont de 40 gr. ; soit 40 % de la théorie.

Nous avons ensuite préparé le bromure de bromo-valéryle par l'action du brome en présence du phosphore rouge sur l'acide valérianique. L'opération a été faite en une seule fois ;

$$3\,(CH^3)^2\text{-}CH\text{-}CH^2\text{-}COOH + P + 5\,Br = 3\,(CH^3)^2\text{-}CH\text{-}CH^2\text{-}COBr + PO^3H + 2\,HBr$$

$$(CH^3)^2\text{-}CH\text{-}CH^2\text{-}COBr + 2\,Br = (CH^3)^2\text{-}CH\text{-}\underset{\displaystyle Br}{\underset{|}{CH}}\text{-}COBr$$

On met dans un ballon 50 gr. d'acide valérianique en présence de 10 gr. de phosphore rouge très sec. Par un tube à brome on fait tomber 150 gr. de brome sec sur l'acide. La réaction est, au début, très énergique. Le contenu du ballon s'échauffe et le brome disparaît très rapidement en même temps que se dégage HBr. On agite et on fait tomber le brome goutte à goutte, en veillant à ne pas en ajouter une nouvelle quantité avant que le produit de la réaction soit décoloré.

La deuxième phase de l'opération est plus paresseuse. On chauffe alors au B.-M. à 60°, 80°, à la fin de l'opération une certaine quantité de Br est entraîné ; on chauffe encore 2 à 3 heures au B.-M.

On décante et on distille dans le vide. Le bromure de bromo-valéryle cherché passe entre 82° et 85° sous une pression de 10 mm.

Préparation de l'uréide de l'acide bromo-valérianique.

On fait tomber le bromure d'acide sur l'urée, bien sèche et pulvérisée au mortier d'agate. L'opération se fait le mieux dans un ballon à large ouverture. On triture la masse avec un agitateur aplati à un bout, et on laisse au contact pendant 12 heures, en fermant le ballon par un bouchon surmonté d'un tube à $CaCl^2$. Le plus souvent la réaction se produit à froid. On est quelquefois obligé de chauffer. La masse se liquéfie ; il se dégage HBr. Puis le tout se prend en une bouillie cristalline. On reprend par H^2O légèrement carbonatée, puis pure, on sèche sur le vide, et on fait cristalliser dans le toluène sec. L'uréide de l'acide α bromo-iso-valérianique naturel sera étudiée plus loin.

2° *Uréide de l'acide α-bromo-iso-valérianique de synthèse.*

Ainsi que le signale Locquin, l'alcool iso-amylique naturel du commerce n'est jamais pur. C'est un mélange à portions variables d'alcool iso-amylique proprement dit et d'alcool actif ou méthyl-2-butanol-1. Il est donc évident qu'en oxydant ce mélange par le mélange sulfo-chromique, suivant la technique précédente, on risque d'obtenir, en fin de compte, un corps impur, mélange d'uréides d'acide iso-valérique et d'acide méthyl-éthyl-acétique.

C'est pourquoi il nous a semblé nécessaire pour pouvoir faire un parallèle exact entre la constitution chimique des uréides des acides bromo-valériques et de leurs propriétés physiologiques, d'obtenir un acide- iso-valérique pur ou acide β-méthylbutyrique.

Nous avons préparé cet acide par la technique de Griguard en fixant CO^2 sur le chlorure d'isobutyle.

Ce dernier a été obtenu en partant de l'alcool iso-butylique pur Poulenc, bouillant à point fixe à 108°. Nous avons obtenu l'éther chlorhydrique par la méthode de Dehm et Dawis par l'action de PCl^3 sur l'alcool en présence de $ZnCl^2$. Rendement 88 %.

L'organo-magnésien se prépare de la façon habituelle en traitant une molécule-gramme de magnésium par une molécule-gramme de l'éther chlorhydrique en solution dans l'éther anhydre. On opère dans un grand ballon de 2 litres. Suivant les indications d'Ivanoff on fait arriver CO^2 (provenant d'une bombe d'acide carbonique, et après l'avoir soigneusement desséché) dans le ballon plongé dans un mélange réfrigérant de glace et de sel.

L'absorption du gaz est très rapide et la masse ne tarde pas à s'épaissir et à prendre l'aspect d'une gelée. L'opération est terminée quand CO^2 ne s'absorbe plus.

On décompose par de la glace en présence de SO^4H^2 à 25 %. On épuise la solution éthérée par de la soude qui extrait l'acide seul. L'isovalérate de sodium est décomposé par un acide minéral et l'acide qui surnage est extrait à l'éther, séché et distillé. Les rendements sont de 82 %. L'acide ainsi obtenu bout à point fixe à 175°, l'acide iso-valérianique du commerce bout à 170-175°

L'uréide a ensuite été préparé en suivant la technique précédente.

3° *Uréide de l'acide β bromo-iso-valérianique.*

$$\begin{matrix} CH^3 \searrow \\ \quad \; \rangle CBr{-}CH^2{-}COOH \\ CH^3 \nearrow \end{matrix}$$

L'acide β bromo-iso-valérianique a été préparé par Auwers en saturant par HBr l'acide diméthyl-acrylique :

$$\begin{matrix} CH^3 \searrow \\ CH^3 \nearrow \end{matrix} C{=}CH{-}COOH + HBr = \begin{matrix} CH^3 \searrow \\ CH^3 \nearrow \end{matrix} CBr{-}CH^2{-}COOH$$

L'acide diméthyl-acrylique peut être obtenu par différentes méthodes :

Il a été préparé par Duvillier en chauffant l'éther éthylique de l'acide-α-bromo-iso-valérique en présence d'éthylate de sodium. Weinig l'obtient en remplaçant dans la réaction précédente l'éthylate de sodium par la diméthyl-aniline. Enfin Perkin emploie la quinoléine à 160-170° pour détacher HBr.

Toutes les réactions précédentes présentent l'inconvénient, d'une part, d'être onéreuses, et, d'autre part, d'aboutir à des rendements médiocres.

Pour ces raisons, nous avons adopté la méthode de Barbier et Leser qui consiste à oxyder l'oxyde de mésityle par de l'hypochlorite de soude. Il se forme du chloroforme et de l'acide diméthyl-acrylique avec d'excellents rendements. Une technique récente de Locquin permet de préparer facilement et à très bon compte l'oxyde de mésityle. On agite, pendant 30 heures au moins, des volumes égaux d'acétone et de lessive de soude à 36° Bé. La température ne doit pas dépasser 10°. On opère au besoin en enfermant le flacon contenant le mélange réactionnel dans une caisse remplie de sciure de bois et de glace pilée. Au-dessus de 10°, en effet, le rendement est moins bon, car il se produit un équilibre réactionnel

$$\begin{matrix} CH^3 \\ CH^3 \end{matrix} \Big\rangle CO + CH^3-CO-CH^3 \rightleftarrows \begin{matrix} CH^3 \\ CH^3 \end{matrix} \Big\rangle COH-CH^2-CO-CH^3$$

Au bout de 30 heures d'agitation, la solution de diacétone-alcool est décantée et additionnée jusqu'à décoloration d'acide exalique en poudre. Le précipité d'oxalate de soude est filtré, l'acétone chassée au bain-marie. Cette acétone pourra servir pour une opération ultérieure.

La déshydratation s'effectue par distillation lente en présence de 2 % d'acide oxalique :

$$\begin{matrix} CH^3 \\ CH^3 \end{matrix} \Big\rangle COH-CH^2-CO-CH^3 = \begin{matrix} CH^3 \\ CH^3 \end{matrix} \Big\rangle C=CH-CO-CH^3 + H^2O$$

L'oxyde de mésityle est décanté, neutralisé par du carbonate de potasse et distillé tel quel. Pendant la rectification les dernières traces d'eau sont entraînées par les têtes. On recueille ensuite de l'oxyde pur bouillant à 129°.

En recommençant le cycle des opérations avec l'acétone distillée et la soude ayant servi à une opération précédente, on obtient ainsi des rendements quantitatifs.

Préparation de l'acide diméthyl-acrylique

Nous avons préparé cet acide en suivant le procédé de Barbier et Leser qui consiste à oxyder l'oxyde de mésityle par l'hypochlorite de soude.

On recueille dans une dissolution bien refroidie de 260 gr. de soude caustique dans un litre d'eau le chlore dégagé suivant la méthode de Graebe, par la réaction de 680 cc. d'acide chlorhydrique concentré sur 150 gr. de permanganate de potassium. A cette solution d'hypochlorite on ajoute 75 gr. d'oxyde de mésityle pur et on agite vivement. Le mélange s'échauffe considérablement (opérer dans du verre Pyrex) et, quand il est revenu à la température ordinaire, la réaction est terminée. Il suffit alors de détruire le petit excès d'hypochlorite par un peu de bisulfite de sodium, de décanter le chloroforme qui s'est déposé et de sursaturer par SO^4H^2.

Il se fait un abondant dépôt cristallin que l'on essore.

Les eaux filtrées sont épuisées une fois à l'éther et le résidu de l'évaporation de l'éther joint aux cristaux séparés par filtration est recristallisé dans l'eau. L'acide diméthyl-acrylique se dépose par refroidissement en magnifiques aiguilles fusibles à 69-70°.

Rendements 75 %.

L'acide diméthyl-acrylique est additionné de deux à trois fois son poids d'acide bromhydrique fortement saturé à 0°. Il se dissout complètement. Placée dans un mélange réfrigérant, la solution ne tarde pas à cristalliser et à se prendre en masse. L'acide β bromo-iso-valérianique est essoré sur laine de verre après 3 à 4 jours de contact avec HBr. Desséché dans le vide, il est purifié par cristallisation dans la ligroïne, dans laquelle il se dissout à chaud, mais est complètement insoluble à froid.

Il se présente sous forme de fines aiguilles fusibles à 73°5 facilement solubles dans l'alcool, l'éther et la benzine.

Le chlorure d'acide β bromo-iso-valérique a été obtenu par l'action du chlorure de thionyle. Ce dernier doit d'abord être purifié en le distillant sur un peu d'huile de lin ou, mieux, de cire d'abeille, suivant la technique de Meyer et Schlege.

On traite une molécule d'acide par une molécule +1/10 de chlorure de thionyle pur. La réaction débute lentement et sans que la masse s'échauffe. On laisse en contact pendant six heures dans un ballon muni d'un réfrigérant à reflux terminé par un tube à chlorure de calcium.

Après une nuit de contact, tout l'acide est dissous dans le chlorure de thionyle. On chauffe au B.-M. pendant 15 minutes et on distille dans le vide. L'excès de chlorure de thionyle passe dans la trompe, tandis que le chlorure d'acide cherché distille à 78° sous 15 m/m. L'uréide se prépare comme précédemment.

4° *Uréide de l'acide α,β-dibromo-isovalérianique.*

$$\begin{array}{l} CH^3 \\ \quad\Big\rangle C - C - CO - NH - CO - NH^2 \\ CH^3 \quad | \quad\; | \\ \qquad\; Br \;\; Br \end{array}$$

L'acide α,β- dibromo-isovalérianique se prépare très facilement en saturant l'acide diméthylacrylique par du brome.

Cette saturation peut se faire soit au sein de l'éther, soit, ce qui est préférable, au sein du sulfure de carbone.

C'est cette dernière technique que nous avons adoptée. 50 gr. d'acide diméthyl-acrylique pur sont dissous dans 200 gr. de sulfure de carbone sec. On ajoute petit à petit à la solution mise dans un ballon de 1500 et placée au cabinet noir, 80 gr. de brome dissous dans 300 gr. de sulfure de carbone. Le mélange se décolore peu à peu sans élévation notable de température. Au bout de 50 heures, la réaction est terminée et la solution de sulfure de carbone a pris une teinte jaune pâle. On évapore le solvant et on fait recristalliser l'acide dans la ligroïne. Le corps se présente sous forme de magnifiques prismes à point de fusion 107°,6 à 108° (corrigé).

Les rendements sont à peu près quantitatifs si on a opéré dans l'obscurité et avec des produits rigoureusement secs.

Partant de cet acide, nous avons préparé le chlorure par la technique de Kohber.

L'acide est mis en suspension dans un ballon dans de l'oxychlorure de phosphore. Le ballon est plongé dans un bon mélange réfrigérant de glace et de sel, et l'on fait tomber dans le mélange et par petites portions la quantité théorique de pentachlorure de phosphore. Il est nécessaire d'opérer à très basse température et de n'ajouter que la quantité exactement nécessaire de pentachlorure. On distille dans le vide. Les rendements sont excellents: 50 gr. d'acide diméthyl-acrylique nous ont fourni 109 grammes de chlorure de dibromo-iso-valéryle.

La préparation de l'uréide correspondante pésente certaines difficultés, étant donnée la fragilité du chlorure de l'acide dibromé. A une quantité déterminée de ce chlorure on ajoute dans un ballon une quantité légèrement plus grande d'urée que celle théoriquement nécessaire; on ferme le ballon par un bouchon armé d'un tube à $CaCl^2$ et on laisse la réaction s'opérer à froid. Elle est terminée en quatre ou cinq jours. La masse qui était devenue liquide s'est transformée en une bouillie épaisse. On peut, soit la traiter par l'eau légèrement carbonatée, soit l'épuiser par de la ligroïne. L'uréide reste insoluble. On la refait cristalliser dans le toluène.

Propriétés physiques et chimiques des uréides

Uréide de l'acide α-bromo-iso-valérique naturel (bromural). — Fines aiguilles blanches. Point de fusion: 152°.

Analyse. — Calculé pour $C^6H^{11}O^2N^2Br$: N 0/0, 12,55; Br 0/0, 35,87. — Trouvé: N 0/0, 12,49 et 12,43; Br 0/0, 35,86 et 35,71.

Uréide de l'acide α-bromo-isovalérianique de synthèse. — Fines aiguilles blanches. Point de fusion: 160°.

Analyse. — Calculé pour $C^6H^{11}O^2N^2Br$: N 0/0, 12,55; Br 0/0, 35,87. — Trouvé: N 0/0, 12,40 et 12,48; Br 0/0, 35,82 et 35,83.

Uréide de l'acide β-bromo-isovalérianique. — Fines aiguilles groupées en rosettes. Point de fusion: 195°.

Analyse. — Calculé pour $C^6H^{11}O^2N^2Br$: N 0/0, 12,53; Br 0/0, 35,87. — Trouvé: N 0/0, 12,38 et 12,49; Br 0/0, 35,81 et 35,78.

Uréide de l'acide dibromo-α,β-iso-valérianique. — Fines aiguilles prismatiques. Point de fusion: 172°5 en s'altérant.

Analyse. — Calculé pour $C^6H^{10}Br^2O^2N^2$: Br 0/0, 52,9; N 0/0, 9,2. – Trouvé: N 0/0, 52,7 et 52,8; Br 0/0, 9,7 et 9,8.

Toutes ces uréides sont solubles dans le chloroforme, l'éther, dans la benzine et l'acétone.

Elles sont peu solubles dans le toluène froid, beaucoup plus solubles dans le toluène chaud, qui est le solvant de choix pour leur purification.

Elles sont à peu près insolubles dans la ligroïne froide. Elles sont beaucoup plus solubles à chaud dans l'alcool qu'à froid. Après les avoir dissoutes dans l'alcool chaud, on peut les précipiter par l'addition d'eau.

Leur solubilité dans l'eau est la suivante:

Bromural	3,209 0/0
α-Bromo-iso-valérique	1,94
β-Bromo-iso-valérique	1,86
α,β-Bromo-iso-valérique	2,30

Si l'on tient compte du P. M. plus élevé de l'uréide dibromée (302) par rapport à une uréide mono-bromée et que l'on rapporte la solubilité à P. M. égal cette dernière serait de 1,71 0/00.

Coefficient de partage.

Nous avons adopté l'huile d'olive pour établir le coefficient de partage. Il importe de prendre une huile très pure. Il est nécessaire de la traiter par du noir animal en la chauffant modérément, puis de filtrer sur papier Chardin. Faute de prendre cette précaution, l'eau entraîne une certaine quantité d'impuretés qui vicient les résultats pondéraux.

A 60 cc. de cette huile ainsi préparée et mise dans un flacon à long col, on ajoute petit à petit 60 cc. d'une solution aqueuse saturée d'uréide. En ajoutant ainsi l'eau dans l'huile et en opérant lentement, on obtient une émulsion très fine et stable, même quand le volume de l'eau atteint celui du milieu huileux. On continue l'agitation pendant 5 minutes et on laisse reposer. L'émulsion commence à se séparer au bout d'une demi-heure environ, et, après 6 heures, les deux milieux se sont parfaitement séparés. On décante l'huile sus-jacente et on filtre sur papier Chardin. La solution aqueuse passe parfaitement limpide. On en prélève 50 cc. que l'on évapore dans le vide sur une capsule tarée. La différence entre les chiffres trouvés ramenés à 1.000 et la solubilité dans l'eau donne la solubilité de l'huile:

Solubilité dans l'huile

Bromural	1,79 %	1,81 %
α-Bromo-iso-valér.-urée	0,94 %	0,97 %
β-Bromo iso valér.-urée	0,30 %	0,32 %
α.β—Bromo-iso-valcr.-urée . . .	0,50 %	0,51 %

Coefficients de partage. — Rapport entre la quantité dissoute par l'huile et la quantité restée dans l'eau:

Bromural . . . . $\dfrac{3,209-1,41}{1.41} = 1,29$

α-Bromo-iso-valér . . . . $\dfrac{19,4-0,95}{0,95} = 0,96$

β-Bromo-iso-valér.-urée . . $\dfrac{1,86-1,56}{1,56} = 0,19$

α.β-Bromo iso-valér. . . . $\dfrac{2,30-1,80}{1,80} = 0,22$

2° ETUDE PHYSIOLOGIQUE

1° *Essais sur les poissons*

Nous avons préparé des solutions aqueuses contenant toutes 1 gr. 50 d'uréide par litre. Nous avons essayé ensuite l'action de ces uréides sur les poissons (nous avons adopté le poisson chat, comme étant de beaucoup le plus facile à observer).

Pour obtenir un test du sommeil nous avons utilisé l'élégante technique de Raphaël Dubois dans ses recherches sur le mouvement kynétique et antikynétique. Cet auteur a démontré qu'un poisson placé dans un cristallisoir animé d'un mouvement de rotation sur son axe, nage toujours dans le sens opposé à la rotation. Si l'on intoxique l'animal, ce dernier se laisse bientôt entraîner par le mouvement du cristallisoir.

Cette expérience si simple nous a paru convenir tout particulièrement pour l'observation du sommeil chez le poisson.

Placé au sein d'une solution d'hypnotique, dans un cristallisoir animé d'un lent mouvement de rotation, l'animal qui, pendant un certain temps, nage très nettement dans le sens opposé du mouvement, se laisse, à un moment donné, entraîner; c'est là le premier temps du sommeil, car un choc imprimé à l'animal le réveille momentanément jusqu'à l'hypnose complète (deuxième temps).

On arrive ainsi à obtenir un état comparatif précis de l'action des hypnotiques. Nous plaçant dans les conditions susdites, nous avons obtenu les résultats suivants:

	1er temps			2e temps		
Bromural.	0'55"	1'1 "	0'54"	1'10"	1'9 "	1'18"
α Bromo-iso-valér.	1'12"	1'21"	1'18"	1'40"	1'37"	1'51"
β Bromo-iso-valér.	4'1 "	3'30"	4'41"	5'21"	5'45"	6'21"
α-β Bromo-iso-valér.	4'3 "	3'45"	4'32"	5'45"	5'45"	6'20"

Les poissons remis dans l'eau courante en état d'hypnose complète sont revenus très rapidement (en 3 ou 4 heures) à l'état normal, sauf deux qui sont morts. A remarquer que ces derniers avaient été soumis à l'action de l'uréide dibromée.

2° *Action sur le chien*

Nous avons administré les uréides bromées par la voie stomacale, en employant la sonde œsophagienne. Les uréides, à la dose de 0,30 par kilog. d'animal, ont été introduites émulsionnées dans un julep gommeux, l'animal étant complètement à jeun.

Pendant le cours de l'expérience, nous avons prélevé du sang de demi-heure en demi-heure, comme l'ont fait Tiffeneau et Ardely dans l'étude pharmacodynamique de la diéthyl-bromacétylurée.

Le brome a été dosé dans les viscères et le sang par la méthode de Denigès et Chelle, modifiée par Damiens en vue de son application aux dosages de l'halogène dans les matières organiques; voici, brièvement résumée la marche générale de la technique:

Un poids connu de viscères est désséché au B.-M. en présence de potasse caustique. On porte ensuite à l'étude électrique à 105° pendant environ trois jours, jusqu'à obtention de poids constant.

L'extrait sec est finement broyé dans un mortier avec 5 fois son poids de nitrate de potassium et 10 fois son poids de carbonate de sodium dans un creuset d'argent.

On porte au four Méker, et on chauffe doucement: après un dégagement assez abondant d'ammoniac et de produits goudronneux, la combustion se produit; on élève la température jusqu'au rouge naissant, on chauffe un quart-d'heure, on éteint et on laisse refroidir.

La masse est alors dissoute directement dans le creuset avec 100 cc. d'eau, pour chaque 20 gr. de CO^3Na^2 employé. On décante dans un gobelet, on lave le creuset et on laisse déposer l'oxyde de fer pendant 24 heures.

On filtre. On neutralise exactement avec de l'acide nitrique. On acidule par 1 cc. de NO^3H.

On ajoute un très léger excès de nitrate d'argent. On porte à l'ébullition pendant 10 minutes, puis au B.-M. bouillant pendant 3 heures, on laisse refroidir à l'obscurité jusqu'au lendemain.

On filtre avec précaution sur un petit filtre sans plis de Schleicher, on lave soigneusement le précipité d'halogénure d'argent. On fait tomber le tout dans un petit gobelet avec 3 à 4 cc. d'H^2O. On ajoute 3 gouttes d'acide sulfurique puis un fragment de zinc. Après la réduction de l'argent, tous les halogènes sont à l'état d'acides.

On filtre soigneusement. Les filtrats et les eaux de lavage réunis dans une fiole jaugée sont amenés à une dilution connue. A 100 cc. de cette solution étendue, on ajoute successivement:

HCl	0 cc. 4
SO^4H^2	2 cc.

On laisse refroidir pendant 20 minutes, puis on ajoute 0 cc. 3 d'une solution de bichromate de potassium à 10 0/0, on laisse encore au repos pendant 10 minutes, puis on ajoute:

Réactif de Denigès et Chelle (fuchsine décolorée par SO^4H^2)....	2 cc.
Chloroforme	2 cc.

On agite vivement pendant 30 secondes et l'on abandonne au repos. Le chloroforme présente une teinte violette dont l'intensité, variable avec la quantité de brome contenu dans la liqueur, permet très facilement de faire un dosage colorimétrique avec une échelle étalon, préparée avec une solution de bromure de potassium.

La méthode, un peu longue, est excellente. Son extrême sensibilité (elle se prête au dosage de quantités de brome intermédiaires entre 0 mg. 005 et 0 mg. 10) nous a permis de faire des dosages sur le sérum et de doser le brome dans la substance grise, la substance blanche et le cervelet.

A. — *Bromural.*

Expérience I. — Chien de 10 kgs. reçoit par la sonde œsophagienne 3 gr. de bromural émulsionné très finement dans 50 gr. de julep gommeux.

Au bout de 15 minutes, l'animal, jusque-là agité, se calme et a tendance à se coucher. Relevé, il titube, on prélève du sang de 30 minutes en 30 minutes. Au bout de 75 minutes, l'animal a beaucoup de peine à se relever. Il ne tarde pas à s'endormir mais est éveillé par un choc ou un bruit un peu fort. Il est sacrifié au bout de 2 h. 1/2, par saignée à la carotide. Au moment de la mort, la piqûre du ventricule amène encore l'expulsion par la sonde carotidienne d'une certaine quantité de sang:

Sang total	610 gr.
Foie	245 »
Cerveau	62 »
Cervelet	8 »
Reins	53 »

Dosage du brome dans le sang (rapporté au litre).

	Brome en mgr.	Bromural en mgr.
Après 30 minutes	23	63,1
— 60 —	54	150,5
— 90 —	91	253
— 110 —	99	271

Dans le sang total de la saignée :

Après 150 minutes	105	292

Dosage du brome dans le cerveau. — On prélève un hémisphère pour le dosage du brome dans le cerveau total, on dissèque aussi bien que possible la substance grise cérébrale et les noyaux centraux de l'autre hémisphère. On obtient ainsi 8 gr. de substance grise à peu près pure.

On recueille plus facilement de la substance blanche parfaitement pure.

Le cervelet est analysé en entier.

Le dosage du brome a été pratiqué sur 5 gr. de substance pour les trois échantillons.

1° *Dosage effectué sur un échantillon du cerveau total (substance grise et substance blanches).*

Pour 100 gr.	Pour cerveau de 62 gr.
31 mgr. 2=87 mgr. bromural	19 mgr. 40 = bromural 54 mgr.
29 mgr. 3=83 mgr 2 bromural	18 mgr. 47 = bromural 51 mgr.

2° *Dosage effectué sur substance grise.*

Pour 100 gr.

En brome	En bromural.
35 mgr. 4	98 mgr. 8
36 mgr. 3	101 mgr.

3° *Dosage effectué sur substance blanche*

Pour 100 gr.

En brome	En bromural
28 mgr. 3	79 mgr. 8

4° *Dosage effectué sur le cervelet.*

Pour 100 gr.

En brome	En bromural
33 mgr.	92 mgr. 7
34 mgr. 2	95 mgr. 1

Expérience II. — Voulant nous rendre compte de la différence d'affinité entre la substance blanche d'une part, entre le cerveau et le cervelet d'autre part, nous avons pratiqué une expérience semblable à la précédente, mais en l'interrompant avant la production complète de sommeil, c'est-à-dire avant que la substance cérébrale ne soit noyée par l'hypnotique.

Un chien de 11 kg. 500 reçoit 3 gr. 35 de bromural par la sonde œsophagienne. Les phénomènes physiologiques sont les mêmes que précédemment, c'est-à-dire que, après le premier 1/4 d'heure, l'animal présente une certaine incoordination motrice qui va en s'accentuant. Au bout de 45 m. l'animal est sacrifié par saignée à la carotide.

Cerveau	55 gr.
Sang	443 gr.
Cervelet	11 g. 5

Les résultats ont été les suivants :

Cerveau total pour 100 gr.
19 mgr. 1=53 mgr. bromural

Substance grise pour 100 gr.
25 mgr. 2=31 mgr. bromural

Substance blanche pour 100 gr.
11 mgr. 3=31 mgr. bromural

Cervelet pour 100 gr.
21 mgr. 4=59 mgr. 9 bromural

Sang prélevé au moment de la mort après 45 minutes.
41 mgr.=114 mgr. bromural

Cette expérience nous a prouvé deux faits :

1° La fixation élective de l'hypnotique sur la substance grise, tout au moins dans les premiers temps de l'imprégnation cérébrale. La quantité respective tendant à se rapprocher après un certain temps, comme le montre l'expérience I ;

2° L'imprégnation plus rapide du cervelet due probablement à sa plus grande richesse en substance grise. Cette accumulation précoce du toxique sur le cervelet expliquerait la titubation et la perte rapide de l'équilibre.

B. — *Uréide de l'acide α-bromo-iso-valérique de synthèse.*

Expérience III. — Un chien de 7 kg. 300 reçoit par la sonde 2 gr. 20 d'uréide en suspension dans un julep gommeux.

La titubation n'apparaît qu'au bout de 30 minutes. Elle va en progressant comme dans l'expérience avec le bromural signalée plus haut, mais d'une façon nettement plus lente.. (Plusieurs autres expériences non suivies du sacrifice des animaux, pratiquées comparativement avec le bromural et l'uréide synthétique, nous ont toujours montré une différence sensible). Au bout de 2 heures, l'animal se couche et s'assoupit d'un sommeil léger. On recommence l'expérience après 8 jours de repos, en laissant l'animal sur la table d'expériences pour pouvoir prélever du sang de 30 m. en 30 m.

L'animal est sacrifié par saignée après 2 h. 30 m.

Cerveau	51 gr.
Cervelet	11 »
Sang total	405 »
Foie	210 »
Reins	43 »

Dosage du brome dans le sang.

	Brome en mgr. 0/0		En uréide
Après 30 minutes	22	=	61,4
Après 60 minutes	53	=	147,4
Après 90 minutes	86	=	239
Après 115 minutes	97	=	270

Dosage du brome dans le cerveau

Pour 100 gr.	Cerveau de 51 gr.
29 mgr. 7 Br=82 mgr. 8 uréide	15 mgr. 14 Br=42 mgr. 22 uréide

Dosage du brome dans le cerveau

31 mgr. 4 Br=87 mgr. 6 uréide

C. — *Uréide de l'acide β bromo-iso-valérique.*

Expérience IV. — Un chien de 9 kg. 200 reçoit 2 gr. 75 de l'uréide de l'acide β bromo-iso-valérique, suivant la même technique que précédemment. Au bout de 1/2 heure, aucune incoordination des mouvements, ni aucune somnolence. La titubation n'apparaît qu'au bout d'une heure, caractérisée par une légère parésie des pattes postérieures. Après 2 heures, cette titubation est seule manifeste, mais l'animal, peut-être un peu hébété, ne semble pas avoir tendance au sommeil. Il réagit à l'appel et ne se couche que très rarement. A noter cependant une accélération des mouvements respiratoires. Au bout de 3 heures, la parésie tend à diminuer. Elle a disparu au bout de 6 heures, sans que l'animal ait présenté la moindre tendance au sommeil.

Expérience V. — On recommence l'expérience avec un autre chien auquel on fait des prélèvements sanguins de 30 m. en 30 m. et que l'on sacrifie au bout de 2 h. 1/2.

Poids 8 kg. 500 — Uréide ingérée 2 gr. 55

Dosage du brome dans le sang.

Au bout de 30 minutes	......	13 mgr. =	33,5 uréide
60 —	......	35 — =	98 —
90 —	......	42 — =	117 —
120 —	......	53 — =	149 —
150 —	......	54 — =	150 —

Dosage du brome dans le cerveau (poids, 51 gr.).

Cerveau total pour 100 gr.	Cerveau de 51 gr.
17 mgr. 8 = 50 mgr. uréide	8 mgr. 9 brome = 25 mgr. 1 uréide

Substance grise pour 100 gr.
23 mgr. = 63 mgr. uréide

Substance blanche pour 100 gr.
11 mgr. 2 = 30 mgr. uréide

Cervelet pour 100 gr.
20 mgr. 2 = 55 mgr. 2

D. — *Uréide de l'acide α-β dibromo-iso-valérianique.*

Expérience VI. — Un chien de 9 k. 200 reçoit 2 gr. 80 de l'uréide de l'acide dibromo-iso-valérianique. Contrairement à ce que nous avons observé avec les animaux précédents, l'animal est pris de vomissements qui éliminent une certaine quantité de produits. L'animal au bout de 45 m. ne présente qu'une titubation très légère sans la moindre tendance au sommeil. Cette incertitude dans la démarche persiste à peu près 2 h. 1/2, puis cède peu à peu sans que l'animal ait dormi.

Expérience VII. — Chien de 10 kg. 300. Uréide ingérée 3 %. L'animal ne vomit pas. Le protocole de l'expérience est le même que pour celle signalée précédemment. Prélèvement du sang de 30 m. en 30 m. Au bout de 2 h. 1/2 l'animal est sacrifié par saignée.

Dosage du brome dans le sang

Au bout de 30 minutes	......	16 mgr. =	30 uréide dibromée
— 60 —	......	43 — =	81 —
— 90 —	......	73 — =	146 —
— 120	......	82 — =	155,6 —
— 150 —	......	83 — =	166 —

Dosage du brome dans le cerveau (poids, 55 gr.).

Cerveau total pour 100 gr.
22 mgr. 8 41 mgr. 5 uréide
Substance grise pour 100 gr.
26 mgr. 7 Br = 50 mgr. uréide
Substance blanche pour 100 gr.
18 mgr. Br = 33 mgr. uréide
Cervelet pour 100 gr.
26 mgr. 1 Br = 49 mgr. 8 uréide

Les courbes suivantes indiquent l'accumulation comparée des quatre uréides précédentes dans le sang.

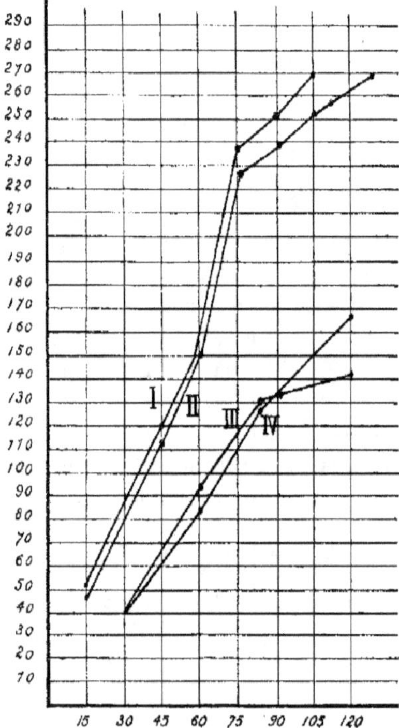

CONCLUSIONS

Des expériences précédentes, nous pouvons déduire les conclusions suivantes :

I. — Il existe un parallélisme très net entre les coefficients de partage et les propriétés hypnotiques, ainsi que l'avait fait remarquer Overton. Nous trouvons dans les faits énoncés plus haut une confirmation de l'assertion émise par Tiffeneau que cette notion n'a de valeur que considérée dans une même série.

II. — Le bromural, mélange à proportions variables de l'uréide de l'acide iso-valériaique et de l'acide méthyléthylacétique est plus hypnotique que l'uréide préparée avec de l'acide iso-valérianique pur de synthèse.

III. — La migration du brome dans la molécule et en particulier le déplacement de α vers β diminue considérablement jusqu'à supprimer la fonction hypnotique. Parallèlement la solubilité dans l'eau diminue et le coefficient de partage s'abaisse.

IV. — L'accumulation du brome dans la molécule n'a pas d'action favorisante sur l'hypnose. Au contraire, rendant l'uréide moins soluble, elle diminue la propriété hypnotique, en même temps que le coefficient de partage.

V. — La position en du brome ne semble donc pas conférer nécessairement la fonction hypnotique. Celle-ci comme l'ont démontré Tiffeneau et Ardely, dans l'étude des uréides des acides supérieurs, est fonction de la solubilité de l'uréide. Solubilité qui lui est conférée par la chaîne de l'acide. Si l'addition de brome diminue la solubilité le pouvoir hypnotique disparaît.

B. INFLUENCE DE LA RAMIFICATION DE LA CHAINE SUR LES PROPRIÉTÉS PHYSIOLOGIQUES

L'influence de la ramification de la chaine de l'acide valérianique sur les propriétés hypnotiques des uréides bromées a déjà été étudiée par Van Eckhout. Cet auteur comparant les uréides des acides α bromo-valérianique normal, α bromo-iso-valérianique et α bromo-méthyl-éthyl-acétique, tant dans leurs propriétés physico-chimiques que biologiques, avait conclu que la ramification de la chaine augmentait la puissance hypnotique parallèlement au coefficient de partage. L'uréide de l'acide α bromo-méthyl-acétique se montrait particulièrement active.

Nous avons repris ce travail en l'étendant à l'uréide de l'acide bromo-pivalique ou bromo-triméthylacétique :

$$\begin{array}{l} BrCH^2\diagdown \\ CH^3-C-COOH \\ CH^3\diagup \end{array}$$

L'étude de ce corps nous a semblé, en effet particulièrement intéressante. Ici, la chaine est dans son état de plus grande ramification. De plus le brome ne peut être fixé qu'en β le carbone en α étant tertiaire. Comme nous le verrons, cette uréide s'est montrée douée d'une forte activité hypnotique.

1° ÉTUDE CHIMIQUE

1° *Uréide de l'acide α bromo-valérianique normal.*

$$\begin{array}{c} CH^3-CH^2-CH^2-\underset{\displaystyle Br}{\underset{|}{CH}}-CO-NH-CO-NH^2 \end{array}$$

L'acide valérianique normal a été préparé suivant la technique de Grignard, modifiée par Ivanoff. Action de CO^2 sur CH^3. CH^2. CH^2. CH^2. Mg Br, en opérant à basse température. Décomposition par H^2O. Rendement 78 %.

L'uréide a été préparée par la technique habituelle :

1° Bromuration du chlorure d'acide. Le chlorure de bromo-valéryle normal bout à 85-87°, 18 mm. ; 2°) action sur l'urée en élevant un peu la température au B.-M.

Fines aiguilles blanches. Point de fusion 162°.

Analyse. — N %: 12,49-12,52; Br %: 35,89-35,86. Calculé pour $C^6H^{11}N^2O^2Br$: N %, 12,55; Br %, 35,87.

2° *Uréide de l'acide α bromo-méthyl-éthyl-acétique.*

$$\begin{matrix} C^2H^5 \diagdown \\ \quad CBr—CO—NH—CO—NH^2 \\ CH^3 \diagup \end{matrix}$$

L'acide méthyl-éthyl-acétique a été préparé par l'action successive de l'iodure d'étyle et de l'iodure de méthyle sur le malonate d'éthyle sodé. Les rendements sont de l'ordre de 52 %. Comme MM. Blaise et Marcilly, nous sommes loin d'avoir atteint les rendements signalés par Conrad et Bischoff.

Le chlorure de bromo-méthyl-éthyl-acétyle bout à 69°5, sous 15mm. L'uréide se prépare sans difficulté.

Fines aiguilles blanches. Point de fusion 132°5.

Analyse. — N %: 22,53-12,53; Br %: 35,87-35,82. Calculé pour $C^6H^{12}N^2O^2Br$: N %, 12,55; Br %, 35,87.

3° *Uréide de l'acide bromo-pivalique* $\begin{matrix} CH^3 \diagdown \\ CH^2Br—C \quad COOH \\ CH^3 \diagup \end{matrix}$

Nous avons préparé cet acide en partant de l'acide oxypivalique. La synthèse de ce dernier est due à MM. Blaise et Marcilly, qui l'ont obtenu en condensant le trioxyméthylène avec le bromo-isobutyrate d'éthyle en présence du zinc et en traitant le produit de la condensation par l'eau :

$$\begin{matrix} CH^3 \diagdown \\ \quad C—COOC^2H^5 + Zn = \\ CH^3 \diagup | \\ Br \end{matrix} \quad \begin{matrix} CH^3 \diagdown \\ \quad C—COOC^2H^5 \\ CH^3 \diagup | \\ Zn \\ | \\ Br \end{matrix}$$

$$\begin{matrix} CH^3 \\ CH^3 \end{matrix} \!\!>\! \underset{\underset{Br}{|}}{\underset{Zn}{\underset{|}{C}}} - COOC^2H^5 + O = C \begin{matrix} H \\ H \end{matrix} = \begin{matrix} CH^3 \\ CH^3 \end{matrix} \!\!>\! \underset{\underset{O-Zn-Br}{|}}{\underset{H-C-H}{\underset{|}{C}}} - COOC^2H^5$$

$$2 \left[\begin{matrix} CH^3 \\ CH^3 \end{matrix} \!\!>\! \underset{\underset{O-Zn-Br}{|}}{\underset{H-C-H}{\underset{|}{C}}} - COOC^2H^5 \right] + H^2O = 2 \begin{matrix} CH^3 \\ CH^3 \end{matrix} \!\!>\! \underset{CH^2OH}{\underset{|}{C}} - COOC^2H^5 + ZnBr^2 + Zn(OH)^2$$

L'acide oxypivalique se présente sous forme de magnifiques cristaux très solubles dans la ligroïne, fondant à 124°.

MM. Blaise et Marcilly ont obtenu l'acide bromo-pivalique en traitant l'acide oxypivalique par $P Br^5$ et en décomposant le produit de la réaction par l'eau. Nous avons préféré éthérifier directement la fonction alcoolique par HBr saturé à 0°. On chauffe l'acide avec 15 fois son poids d'HBr saturé, en tube scellé pendant 6 h. à 80°, puis pendant 8 h. à 100°. Les tubes sont refroidis dans un bon mélange réfrigérant. Les cristaux sont essorés sur lame de verre, séchés sur plaque poreuse, puis dans le vide sur SO^4H^2 et KOH. L'acide bromo-pivalique est obtenu pur, sous forme de beaux cristaux à aspect saccharoïde, après deux cristallisations dans l'éther de pétrole. Ils fondent à 41° et se conservent sans décomposition.

Le chlorure de l'acide bromo-pivalique a été préparé par l'action du chlorure de thionyle (5 molécules pour une molécule d'acide). Il distille sans décomposition à 55°2, sous 20 mm.

La préparation de l'uréide présente quelques particularités. On laisse reposer le mélange de chlorure d'acide et de l'urée pendant 24 h. On chauffe ensuite au B.-M. Il se forme deux couches, qui petit à petit se confondent par l'agitation du mélange en même temps que se dégage de l'acide chlorhydrique. On continue à chauffer pendant 1 h. et on laisse refroidir. Le mélange reste sirupeux et ne cristallise qu'après avoir été repris par l'eau légèrement carbonatée. L'uréide est obtenue peu après recristallisation dans le toluène.

Aiguilles blanches. Point de fusion 93°5.

Toutes ces uréides sont solubles dans l'alcool chaud, le toluène chaud, le chloroforme, l'éther.

Solubilité des uréides dans l'eau

Uréide de l'acide α bromo-valérianique normal .... 0,833 %
— — α bromo-iso-valérianique .... 1,94 »
— — α bromo-méthyl-éthyl-acétique .... 5,3 »
— — bromo-pivalique .... 5,4 »

Coefficient de partage

Uréide de l'acide α bromo-valérianique normal .... 0,42 %
— — α bromo-iso-valérianique .... 0.95 »
— — α bromo-méthyl-éthyl-acétique .... 1.98 »
— — bromo-pivalique .... 2,02 »

IIe ÉTUDE PHYSIOLOGIQUE

Nous avons essayé l'action de ces uréides sur les poissons et sur le chien.

1° *Essais sur les poissons*

En utilisant la technique décrite précédemment, nous avons obtenu les résultats suivants :

Uréide de l'acide α bromo-valérianique nor. action à peine sensible.

	1er temps			2e temps	
	m s	m s	m s	m s	m s
Uréide de l'acide α bromo-iso-valérianique	1 12	1 21	1 18	1 40	1 37
Uréide de l'acide α bromo-méthyl-éthyl acétique	0 50	0 48	1 2	1 4	1 8
Uréide de l'acide bromo-pivalique	0 48	0 42		0 57	0 45

L'action de l'uréide de l'acide bromo-pivalique semble être plus rapide que celle de l'acide α Br-méthyl-éthyl-acétique. En particulier le passage entre le temps du demi-sommeil à l'hypnose est presque imperceptible.

2° Essais sur le chien

Les expériences sur le chien ont été pratiquées comme dans les essais signalés antérieurement. Les uréides ont été introduites par la sonde œsophagienne, émulsionnées dans un julep gommeux. Le brome a été dosé dans les viscères en suivant la méthode de Denigès, Chelle et Damiens.

A. — *Uréide de l'acide α bromo-valérianique normal.*

Un chien de 7 kilos reçoit 2 gr. 10 de l'uréide. Ce chien ne manifeste aucune titubation, ni aucune hypnose. Au bout d'une heure il répond aux appels et se tient sur ses pattes sans difficultés.

L'uréide semble sans aucune action.

On recommence l'expérience au bout de 8 jours. On prélève du sang de 1/2 heure en 1/2 heure. On sacrifie l'animal au bout de 2 heures.

Sang total	480 gr.
Foie	192 —
Cerveau	49 —
Cervelet	7 —
Rein	42 —

Dosage du brome dans le sang

Après 30 minutes	12 mgr.
— 60 —	32 —
— 90 —	48 —
— 120 —	50 —

Dosage du brome dans les viscères

Cerveau	13 mgr. 7
Substance grise	21 —
Cervelet	17 —

B. — *Uréide de l'acide α bromo-iso-valérianique*

Les résultats ont été publiés plus haut.

C. — *Uréide de l'acide α bromo-méthyl-éthyl-acétique.*

Un chien de 10 kg. 500, reçoit 5 gr. 50 d'uréide par la sonde. La titubation apparaît en 10 minutes. Somnolence rapide. L'animal s'assoupit profondément au bout de 35 minutes.

L'expérience a été répétée après un repos de 3 jours. L'animal a été sacrifié au bout de 2 h., après des prélèvements de sang de 30 m. en 30 m.

Sang total	620 gr.
Foie	228 —
Cerveau	69 —
Cervelet	10 —

Dosage du brome dans le sang

Après 30 minutes	28 mgr.
— 60 —	60 —
— 90 —	94 —
— 120 —	97 —

Dosage du brome dans les viscères

Cerveau	39 mgr.
Substance grise	40 — 2
Cervelet	49 —

D. — *Uréide de l'acide bromo-pivalique*

Un chien de 7 kg. 300 reçoit 2 gr. 20 d'uréide. Très rapidement l'animal titube, a de la peine à se relever. Au bout de 35 minutes, il tombe dans un sommeil profond, qui cède cependant à des appels ou à des chocs. L'animal se relève en chancelant, puis s'assoupit très rapidement. Le sommeil se prolonge pendant près de 12 h. L'animal se réveille sans vomissements et mange de bon appétit.

Une deuxième expérience faite avec un animal différent donne les mêmes résultats.

Dans une troisième expérience, on sacrifie l'animal.

Sang total	438 gr.
Foie	195 —
Cerveau	51 —
Cervelet	8,20

Dosage du brome dans le sang

Après 30 minutes	28 mgr. 5
— 60 —	61 —
— 90 —	98 —
— 120 —	100 —

Dosage du brome dans les viscères

Cerveau	43 mgr.
Substance grise	48 —
Cervelet	38 —

CONCLUSIONS

Des expériences précédentes il semble résulter :

1° Dans la série des uréides des acides valérianiques bromées, la ramification de la chaîne a une influence manifeste sur les propriétés pharmacodynamiques. L'intensité hypnotique croît parallèlement à cette ramification ;

2° L'uréide de l'acide bromo-pivalique est nettement hypnotique. Or, dans ce corps, le brome ne peut se trouver en α. Le groupement $R\text{-}\underset{\text{Br}}{\text{CH}}\text{-CO-NH-CO-NH}^{2}$ n'est donc pas spécifique de la propriété pharmacodynamique (Tiffeneau) ;

3° Le coefficient de partage croît parallèlement à la ramification de la chaîne et à la puissance hypnotique.

Il nous a semblé devoir être intéressant d'étendre ces conclusions par l'étude systématique des uréides des autres acides valérianiques bromés, en particulier l'acide valérianique normal et l'acide méthyl-éthyl-acétique.

C. INFLUENCE SUR LES PROPRIÉTÉS PHYSIOLOGIQUES DE LA MIGRATION DE L'HALOGÈNE DANS LA CHAINE DE L'ACIDE

Des recherches précédentes portant sur les uréides des acides bromo-valérianiques, nous avons pu conclure : 1° Que la ramification de la chaîne de l'acide se traduisant par des différences d'ordre physique a une influence manifeste sur les propriétés pharmacodynamiques, l'intensité hypnotique étant parallèle à cette ramification ; 2° Que le groupement R — CO — NH — CO — NH², qui existe dans des composés particulièrement actifs de cette série, le bromural par exemple, n'est pas indispensable, qu'en un mot la position du brome en α n'est pas une condition *sine qua non* de l'action hypnotique, la bromo-pivalylurée se montrant très narcotique.

Nous avons étendu ces recherches aux acides bromo-valérianiques normaux et aux acides bromo-méthyl-éthyl-acétiques. Ici 8 formes isomériques sont possibles :

CH^3-CH^2-CH^2-CH(Br)-COOH
Ac. α br valérianique normal

CH^3-CH^2-CH(Br)-CH^2-COOH
Ac. β br valérianique normal

CH^3-CH(Br)-CH^2-CH^2-COOH
Ac. γ br valérianique normal

CH^2(Br)-CH^2-CH^2-CH^2-COOH
Ac. δ br valérianique normal

(CH^3-CH^2)(CH^3)C(Br)-COOH
Ac. α bromo-méthyl-éthyl acétique

(CH^3-CHBr)(CH^3)CH-COOH (4 3 2 1)
Ac. 3 bromo 2 méthyl-butanoïque

(CH^3-CH^2)(CH^2Br)CH-COOH
Ac. α éthyl β bromo-propionique

(CH^2Br-CH^2)(CH^3)CH-COOH
Ac. α méthyl γ bromo-propionique

Nous avons préparé les uréides de ces acides valérianiques bromés et les avons essayés au point de vue biologique. Comme nous le verrons la règle précédente s'est montrée confirmée : lorsque le coefficient de partage est favorable, la propriété narcotique apparaît quelle que soit la position du brome dans la chaîne de l'acide.

I° ÉTUDE CHIMIQUE

1° *Uréide de l'acide β bromo-valérianique normal*

$$CH^3\text{-}CH^2\text{-}\underset{\underset{Br}{|}}{CH}\text{-}CH^2\text{-}CO\text{-}NH\text{-}CO\text{-}NH^2$$

Cet uréide a été obtenu par action du chlorure de l'acide β bromo-valérianique normal sur l'urée.

Préparation de l'acide β bromo-valérianique : L'acide a été préparé par l'action de HBr en solution saturée à 0° sur l'acide pentène α-β-oïque :

$$CH^3\text{-}CH^2\text{-}CH{=}CH\text{-}COOH + HBr = CH^3\text{-}CH^2\text{-}\underset{\underset{Br}{|}}{CH}\text{-}CH^2\text{-}COOH$$

L'acide non saturé a été obtenu suivant la technique de Staudinger, par l'action de l'acide malonique sur l'aldéhyde propionique en présence de pyridine et au sein de l'éther anhydre :

$$CH^3\text{-}CH^2\text{-}C\begin{matrix}\diagup O\\ \diagdown H\end{matrix} + CH^2\begin{matrix}\diagup COOH\\ \diagdown COOH\end{matrix} = CH^3\text{-}CH^2\text{-}CH{=}CH\text{-}COOH + H^2O + CO^2$$

L'acide non saturé se présente sous la forme d'une huile incolore, brunissant légèrement à l'air, cristallisant à + 4°. L'acide placé dans un cylindre bouché à l'émeri est additionné de trois fois son volume d'acide bromhydrique saturé à 0°. Au bout de quelques jours, en ayant soin d'agiter de temps en temps, le mélange se trouble et bientôt se sépare en deux couches. On refroidit dans un mélange réfrigérant. L'acide bromé cristallise, on essore sur laine de verre, on sèche dans le vide sur SO^4H^2 et KOH, après recristallisation dans la ligroïne. On obtient l'acide β bromo-valérianique normal sous forme de beaux cristaux fondant à 50°.

Le chlorure d'acide correspondant a été obtenu par l'action du chlorure de thionyle (4 molécules) sur l'acide (1 molécule). On chauffe au B.-M. pour activer la réaction et on évapore l'excès de $SOCl^2$ dans le vide, sans distiller le chlorure d'acide.

L'uréide a été préparé très aisément par l'action du chlorure d'acide (13 gr.) sur l'urée (10 gr.). La réaction a lieu presque à froid après un contact de 24 heures.

L'uréide de l'acide β bromo valérianique se présente sous la forme de fines aiguilles fondant à 184° après deux cristallisations dans le toluène.

Analyse. — N % : 12,50 ; 12,59 ; Br %. 36,01, 35,98. — Calculé pour $C^6H^{11}N^2O^2Br$: N % : 12,55 ; Br % : 35,87.

2° *Uréide de l'acide γ bromo-valérianique normal*

$$\underset{\displaystyle Br}{\underset{|}{CH^3-CH}}-CH^2-CH^2-CO-NH-CO-NH^2$$

Cet acide a été préparé par l'action du chlorure de l'acide γ bromo-valérianique normal sur l'urée.

Préparation de l'acide γ bromo-valérianique normal : Cet acide a été préparé par Messerschmidt en saturant l'acide allyl-acétique par HBr :

$$CH^2{-}CH{-}CH^2{-}CH^2{-}COOH + HBr{-}CH^3{-}CH^2Br{-}CH^2{-}CH^2{-}COOH$$

L'acide allyl-acétique peut se préparer soit par condensation du bromure d'allyle avec le malonate d'éthyle, sodé et décomposition ultérieure de l'acide allyl-malonique par la chaleur. (Conrad et Limpach), soit par condensation de l'iodure d'allyle avec l'éther acétyl-acétique sodé (Messerchmidt). Dans les deux cas, les rendements sont à peu près les mêmes : 60 à 70 % de la théorie.

L'acide allyl-acétique ainsi obtenu se présente sous la forme d'un liquide bouillant à 187-189°, ne cristallisant pas, même à — 20°.

L'acide bromé en γ a été obtenu en saturant l'acide par HBr. L'halogène, en effet, suivant la règle établie par Markonikow, se porte sur le carbone le moins hydrogéné de la double liaison :

$$\underset{\displaystyle H-Br}{CH^2{=}CH{-}CH^2{-}CH^2{-}COOH} + HBr{-}CH^3{-}\underset{\displaystyle Br}{\underset{|}{CH}}{-}CH^2{-}CH^2{-}COOH$$

L'opération se fait comme précédemment en traitant l'acide par trois à quatre fois son volume d'acide saturé à 0°. Le mélange est instantané avec léger dégagement de chaleur. Mais contrairement à l'acide β bromé, la séparation n'a pas lieu dans le mélange acide même au bout de 15 jours. Le mélange réactionnel est versé sur de la glace pilée. L'acide se sépare sous la forme d'une huile lourde d'odeur piquante et éthérée.

Le chlorure de l'acide a été préparé comme précédemment par action du chlorure de thionyle (4 molécules) sur l'acide bromé (1 molécule). L'excès de chlorure de thionyle chassé à froid dans le vide, l'uréide a été obtenu comme précédemment par action du chlorure d'acide sur l'urée, après un contact de 48 heures. L'opération se fait facilement et sans altération du chlorure d'acide. L'uréide après deux cristallisations dans le toluène se présente sous la forme d'un feutrage de longues aiguilles fondant à 160-161°.

Analyse : N % : 12,48, 12,50 ; Br % : 35,62, 35,71. — Calculé pour $C^6H^{11}N^2O^2Br$: N % : 12,55 ; Br % 35,85.

3° *Uréide de l'acide δ valérianique normal*

Nous n'avons pu préparer cet uréide malgré les essais répétés. Le chlorure de l'acide, en effet, se décompose avec une extrême facilité et la réaction avec l'urée ne se produisant pas à la température ordinaire, même après huit jours de contact, il est indispensable de chauffer au B.-M. le mélange réactionnel. A la température de 80°, la réaction commence brutalement avec dégagement de HBr, la masse brunit et il reste finalement un résidu goudronneux incristallisable.

L'acide δ valérianique a été obtenu par Cloves. Voici brièvement résumé la technique employée par cet auteur. Il traite la valéro-lactone par HBr en solution saturée.

La valéro-lactone :

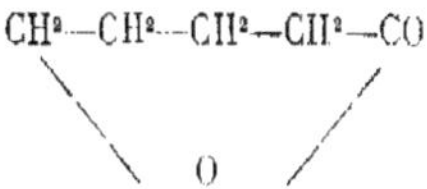

a été elle-même obtenue par déshalogènation de l'acide δ iodo-valérianique normal par l'éthylate de sodium.

Enfin, l'acide iodo-valérianique ne peut être préparé que par l'action de l'acide iodhydrique fumant sur l'acide phénoxy-valérianique :

$$C^6H^5O\text{-}CH^2\text{-}CH^2\text{-}CH^2\text{-}CH^2\text{-}COOH + HI = C^6H^5OH + CH^2I\text{-}CH^2\text{-}CH^2\text{-}CH^2\text{-}COOH$$

Toutes ces réactions sont longues et donnent des rendements extrêmement faibles. On obtient finalement l'acide δ bromé sous forme de prismes fondant à 39-40°.

Le chlorure de cet acide obtenu par action de $SOCl^2$ sur l'acide lui-même soit par l'action de PCl^5 sur la valéro-lactone n'a pu nous donner l'uréide cherché.

4° *Uréide de l'acide 3-bromo-2-méthyl-butanoïque.*

$$\begin{matrix} CH^3—CHBr \searrow \\ \qquad\qquad CH—CO—NH—CO—NH^2 \\ CH^3 \nearrow \end{matrix}$$

Cet uréide a été préparé par l'action du chlorure de l'acide correspondant sur l'urée.

Préparation de l'acide 3-bromo-2-méthyl-butanoïque : Cet acide peut être obtenu en saturant par HBr l'acide tiglique ou l'acide angélique.

Nous nous sommes adressé à l'acide tiglique, l'acide angélique étant actuellement très onéreux, à préparer à cause du prix inabordable de l'essence de camomille, d'où on le retire.

L'acide tiglique a été obtenu par la méthode de Blaise, en déshydratant l'acide α méthyl- β -oxybutyrique :

$$CH^3CH^2OH—\underset{\displaystyle CH^3}{\underset{|}{CH}}—COOH$$

L'éther correspondant de cet acide a été préparé en condensant le bromopropionate d'éthyle avec l'aldéhyde en présence du zinc :

$$CH^3—\underset{\displaystyle Br}{\underset{|}{CH}}—COOC^2H^5 + Zn = CH^3—\underset{\displaystyle \underset{\displaystyle Br}{\underset{|}{Zn}}}{\underset{|}{CH}}—COOC^2H^5$$

$$CH^3—\underset{\displaystyle \underset{\displaystyle Br}{\underset{|}{Zn}}}{\underset{|}{CH}}—COOC^2H^5 + CH^3—C\begin{matrix} \nearrow O \\ \searrow H \end{matrix} = \begin{matrix} CH^3—CH—COOC^2H^5 \\ | \\ CH^3—C \begin{matrix} \nearrow H \\ \searrow O—Zn—Br \end{matrix} \end{matrix}$$

$$2\left[\begin{matrix} CH^3—CH—COOC^2H^5 \\ | \\ CH^3—C \begin{matrix} \nearrow H \\ \searrow O—Zn—Br \end{matrix} \end{matrix}\right] + 2H^2O = 2 \begin{matrix} CH^3—CH—COOC^2H^5 \\ | \\ CHOH \\ | \\ CH^3 \end{matrix} + \begin{matrix} ZnBr^2 \\ Zn(OH)^2 \end{matrix}$$

Cet éther a été déshydraté par l'action de PCl^5 qui transforme l'acide alcool en tiglate d'éthyle et en éther β chloré. On saponifie par KOH alcoolique. On élimine l'alcool, on régénère l'acide du sel alcalin par SO^4H^2. L'acide tiglique cristallise. (Point de fusion 108°5). Si l'on traite cet acide par l'acide bromhydrique saturé à 0°, il se dissout instantanément avec un léger dégagement de chaleur. Au bout de quelques jours, apparaissent des cristaux qui augmentent rapidement. On refroidit la masse à 0°. On essore sur laine de verre, on sèche. On fait cristalliser du sulfure de carbone. L'acide bromo-tiglique fond à 66-67°. Il n'est d'ailleurs pas très stable et même à l'obscurité il s'altère en dégageant un peu de HBr.

Le chlorure de l'acide a été obtenu suivant la technique habituelle par action de $SOCl^2$ (5 molécules sur l'acide 1 molécule). Lorsque la réaction est achevée, on chasse l'excès de $SOCl^2$ dans le vide et on traite directement l'urée par le chlorure d'acide sans distillation préalable. L'uréide se forme sans difficulté après un contact de 48 heures, en chauffant doucement au B.-M. à 80°. Il se présente sous la forme de fines aiguilles fondant à 125-126° après deux purifications dans le toluène.

Analyse. — N % 12,50 ; 12,47 ; Br % : 36,01, 35,97. — Calculé pour $C^6H^{11}N^2O^2Br$: N % 12,55 ; Br % 35,85.

5° *Uréide de l'acide α éthyl β bromo-propionique*

$$
\begin{array}{l}
CH^2Br—CH—CO—NH—CO—NH^2 \\
\qquad\quad | \\
\qquad\; CH^2CH^3
\end{array}
$$

Cet uréide a été préparé par l'action sur l'urée du chlorure de l'acide correspondant.

Préparation de l'acide α éthyl β bromo-propionique. — Cet acide a été obtenu par Blaise et Luttringer, par la fixation d'une molécule d'acide bromhydrique sur l'acide α éthyl-acrylique :

$$
\begin{array}{l}
CH^2{=}C—COOH \\
\qquad | \\
\quad CH^2—CH^3
\end{array}
+ HBr =
\begin{array}{l}
CH^2Br—CH—COOH \\
\qquad\quad | \\
\qquad CH^2CH^3
\end{array}
$$

La synthèse de l'acide α éthyl-acrylique a été faite par ces auteurs en déshydratant au sein du benzène sec, l'acide α éthyl-hydracrylique par l'anhydride phosphorique :

$$
\begin{array}{l}
CH^2OH—CH—COOH \\
\qquad\quad | \\
\qquad C^2H^5
\end{array}
=
\begin{array}{l}
CH^2{=}CH—COOH \\
\qquad | \\
\quad C^2H^5
\end{array}
+ H^2O
$$

L'acide α éthyl-hydracrylique avait été lui-même préparé par Blaise et Luttringer par la condensation du bromo-butyrate d'éthyle avec le méthanal en présence du zinc et décomposition ultérieure par H^2O :

$$\underset{\displaystyle Br}{CH^3-CH^2-\underset{|}{CH}-CO^2-C^2H^5} + Zn = CH^3-CH^2-\underset{\underset{\displaystyle \underset{|}{Zn} \atop Br}{}}{\underset{|}{CH}}-COO-C^2H^5$$

$$CH^3-CH^2-\underset{\underset{\displaystyle Br}{\underset{|}{Zn}}}{\underset{|}{CH}}-COO-C^2H^5 + O=C\begin{matrix}H\\H\end{matrix} = CH^3-CH^2-\underset{H-\underset{\displaystyle H}{C}-O-Zn-Br}{\underset{|}{CH}}-COO-C^2H^5$$

$$2\left[CH^3-CH^2-\underset{\underset{\displaystyle \underset{|}{H}}{H-C-O-Zn-Br}}{\underset{|}{CH}}-COO-C^2H^5\right] + 2H^2O = 2\left[CH^3-CH^2-\underset{CH^2OH}{\underset{|}{CH}}-COO-C^2H^5\right] + \begin{matrix}ZnBr^2\\ Zn\,(OH)^2\end{matrix}$$

L'éther ainsi obtenu est ensuite déshydraté par P^2O^5, ce qui donne l'éthyl-acrylate d'éthyle :

$$CH^3-CH^2-\underset{\underset{\displaystyle CH^2}{\|}}{C}-COO-C^2H^5$$

avec des rendements de 72 à 75 %.

Cet éther est saponifié par la potasse caustique. L'acide est régénéré de son sel de potasse par SO^4H^2. L'acide α éthyl-acrylique est un liquide à odeur valérianique, distillant à 83-84° sous 15 mm. Il ne cristallise qu'à la température de — 20°. Il est peu soluble dans l'eau.

Traité par HBr en solution saturée à 0°, l'acide se dissout instantanément avec une légère élévation de température. Au bout de quelques jours, la solution se trouble et finalement se sépare en deux couches.

Versé sur de la glace pilée, l'acide bromé cherché tombe au fond du récipient. On décante, lave à l'eau et sèche dans le vide. L'acide ainsi obtenu, bout très régulièrement ainsi que l'avaient noté MM. Blaise et Luttringer à 128-129° sous 15 mm.

L'uréide se forme facilement suivant la technique habituelle. Le chlorure d'acide bromé est préparé par action de $SOCl^2$ (4 molécules sur l'acide) et l'excès de chlorure chassé dans le vide, le chlorure est mis immédiatement en contact avec l'urée.

L'uréide se présente sous la forme de fines aiguilles fondant à 108° après deux cristallisations dans le toluène.

Analyse : N % 12,40, 12,42 ; Br % 36,02, 36,12. — Calculé pour $C^6H^{11}N^2O^2Br$: N % : 12,55 ; Br % 35,85.

6° *Uréide de l'acide α méthyl γ bromo-butyrique*

$$\begin{array}{l} CH^2{-}Br{-}CH^2\diagdown \\ \qquad\qquad\quad C{-}CO{-}NH{-}CO{-}NH^2 \\ \qquad CH^3\diagup\ | \\ \qquad\qquad\quad H \end{array}$$

Cet uréide a été obtenu par l'action du chlorure de l'acide α méthyl γ bromo-butyrique sur l'urée. L'acide a été préparé et décrit par Haworth et Perkin. Le chlorure de l'acide peut être obtenu par l'action directe de PCl^5 sur l'α méthyl-butyro-lactone correspondante.

1° *Préparation de l'acide α méthyl γ bromo-butyrique.* — La préparation de cet acide est longue et difficile. Il résulte, en effet, de l'attaque de la méthyl-butyro-lactone par l'acide bromhydrique :

$$\begin{array}{l} CH^2{-}CH^2{-}CH{-}CH^3 \\ |\qquad\qquad\ | \\ O{-\!-\!-\!-\!-}CO \end{array} + HBr = \begin{array}{l} CH^2Br{-}CH^2{-}CH{-}COOH \\ \qquad\qquad\qquad\ | \\ \qquad\qquad\quad\ CH^3 \end{array}$$

La méthyl-butyrolactone s'obtient parla décomposition au moyen de HBr en solution acétique et en tube scellé de l'acide α phénox-éthyl γ méthyl-acétique :

$$\begin{array}{l} C^6H^5{-}O{-}CH^2{-}CH^2\ CH{-}COOH \\ \qquad\qquad\qquad\qquad\ | \\ \qquad\qquad\qquad\quad\ CH^3 \end{array} - C^6H^5OH = \begin{array}{l} CH^2{-}CH^2{-}CH{-}CH^3 \\ |\qquad\qquad\ | \\ O{-\!-\!-\!-\!-}CO \end{array}$$

Cette acide phénox-éthyl méthyl-acétique résulte lui-même de la condensation de l'éther bromo-méthyl-phénylique avec le méthyl malonate d'éthyle et décomposition ultérieure par la chaleur de l'acide après saponification :

$$C^6H^5O\ CH^2\ CH^2Br + \begin{array}{l} \qquad\quad COOC^2H^5 \\ Na\diagdown\ | \\ \qquad\quad C \\ CH^3\diagup\ | \\ \qquad\quad COOC^2H^5 \end{array} = C^6H^5O{-}CH^2{-}CH^2{-}\begin{array}{l} COOC^2H^5 \\ | \\ C \\ \diagup| \\ CH^3\ COOC^2H^5 \end{array}$$

$$C^6H^5O—CH^2—CH^2—C(CH^3)(COOH)(COOH) = C^6H^5O—CH^2—CH^2—CH(CH^3)—COOH+CO^2$$

L'éther α brométhylphénylique est obtenu par condensation du phénate de soude en milieu alcoolique avec le dibromure d'éthyle :

$$C^6H^5O\text{-}Na + Br\text{-}CH^2\text{-}CH^2\text{-}Br = C^6H^5O\text{-}CH^2\text{-}CH^2\text{-}Br + NaBr$$

Aucune des réactions précédentes ne donne de bons rendements, ce qui rend la préparation de ce corps particulièrement longue et onéreuse. L'acide a été préparé par Haworth et Perkin. Ces auteurs ne l'ont d'ailleurs pas obtenu à l'état de pureté. Ils le décrivent comme une huile brune, incristallisable, se décomposant par la distillation, même dans le vide.

Par contre, on obtient, avec d'assez bons rendements, le chlorure de cet acide, par action directe du trichlorure ou du penta-chlorure de phosphore sur la méthyl-butyro-lactone. Le chlorure d'acide distille sans décomposition à 128° sous 18 mm.

2° *Préparation de l'uréide de l'acide méthyl-bromo-butyrique.* — L'uréide se prépare difficilement par l'action du chlorure d'acide précédent sur l'urée. Il est nécessaire de chauffer pour que se produise la réaction et une partie du chlorure d'acide est décomposée avec dégagement de HBr, on obtient finalement avec des rendements de 30 % l'uréide que l'on fait recristalliser dans le toluène. Point de fusion : 147°5.

Analyse. N % : 12,32, 12,28 ; Br % : 36,1, 36,18. — Calculé pour $C^6H^{11}N^2O^2Br$: N % : 12,55 ; Br % 35,85.

SOLUBILITÉ ET COEFFICIENT DE PARTAGE DES URÉIDES DES ACIDES BROMO-VALÉRIANIQUE NORMAL

Solubilité dans l'eau

Uréide de l'acide α bromo-valérianique normal	0,83 %
— — β — —	0,78 %
— — γ — —	0,97 %

Solubilité dans l'huile

Uréide de l'acide α bromo-valérianique normal	....	0,26 %
— — β — —	....	0,19 %
— — γ — —	....	0,22 %

Coefficients de partage

Rapports entre la quantité dissoute dans l'huile et la quantité restée dans l'eau :

Acide α bromo-valérianique normal .... $\frac{0{,}83 - 0{,}57}{0{,}57} = 0{,}44$

— β — — .... $\frac{0{,}78 - 0{,}59}{0{,}59} = 0{,}35$

— γ — — .... $\frac{0{,}97 - 0{,}75}{0{,}75} = 0{,}29$

SOLUBILITE ET COEFFICIENT DE PARTAGE DES UREIDES DES ACIDES Br METHYL-ETHYL-ACETIQUES

Solubilité dans l'eau

Uréide de l'acide bromo-méthyl-acétique :

CH^3-CH^2 \
CH^3 / C-COOH (Br) .... 5,3 %

Uréide de l'acide 3-bromo-2-méthyl-butanoïque :

CH^3-CH-Br \
CH^3 / CH-COOH .... 3,2 %

Uréide de l'acide α éthyl β bromo-propionique :

CH^3 CH^2 \
CH^2Br / CH-COOH .... 4,01 %

Uréide de l'acide α méthyl γ bromo-butanoïque :

$$\begin{matrix} CH^2Br\text{-}CH^2 \searrow \\ \quad\quad\quad\quad\quad CH\text{-}COOH \\ CH^3 \nearrow \end{matrix}$$ .... 1,05 %

Solubilité dans l'huile

Uréide de l'acide α bromo-méthyl-éthyl-acétique	3,53 %
— — 3-bromo-2-méthyl-butanoïque	1,01 %
— — α éthyl β bromo-propionique	1,84 %
— — α méthyl γ bromo-butanoïque	0,92 %

Coefficient de partage

Rapport entre la quantité dissoute dans l'huile et la quantité restée dans l'eau :

Uréide de l'acide α bromo-méthyl-éthyl-acétique .... $\frac{5,3 - 1,77}{1,77} = 1,99$

— — 3-bromo-2-méthyl-butanoïque .... $\frac{3,2 - 1,19}{1,19} = 1,7$

— — α éthyl β bromo-propionique .... $\frac{4,01 - 2,17}{2,17} = 0,84$

— — α méthyl γ bromo-butyrique .... $\frac{1,95 - 1,03}{1,03} = 0,90$

Comme on peut s'en rendre compte à l'examen des résultats ci-dessus, l'influence de la ramification de la chaîne carbonée est encore ici prépondérante. Dans la série des acides bromo-valérianiques normaux, la forme linéaire de la chaîne, rendant l'uréide peu soluble dans l'eau, rend le coefficient de partage très faible. Au contraire, dans la série des acides bromo-méthyl-éthyl-acétique, grâce à la ramification de la chaîne, la solubilité de l'uréide est augmentée et le coefficient de partage élevé. La position en α cependant apparaît comme la plus favorable, l'éloignement de l'halogène du carboxyle, ici comme dans la série de l'acide iso-valérianique, précédemment étudiée, rend l'uréide moins soluble dans l'eau et dans l'huile. Cette différence essentielle entre ces deux séries se retrouve dans l'étude des propriétés physiologiques.

ETUDE PHYSIOLOGIQUE

I. — *Uréide des acides bromo-valérianiques normaux*

1° *Essais sur les poissons*

Nous avons employé la technique habituelle.

Ces uréides sont à peu près sans action. Il est impossible de fixer un temps précis. Les animaux en expérience au bout d'un temps très variable, de cinq minutes à une demi-heure, finissent par présenter un syndrôme d'intoxication caractérisé par de l'agitation dans le cristallisoir, quelque fois des sauts désordonnés et finissent par se renverser. Mais aucune uréide de cette série ne produit les phénomènes hypnotiques si nettement caractérisés obtenus dans les expériences précédentes.

2° *Essais sur les chiens*

Ici encore les uréides sont sans action. Les chiens en expérience tolèrent jusqu'à 0,50 par kilogramme d'animal sans présenter de narcose vraie ni même de titubation.

Une expérience précédemment décrite de dosage du brome dans les viscères après l'absorption de l'uréide de l'acide bromo-valérianique normal, nous ayant montré le parallélisme entre le coefficient de partage et la fixation de l'halogène dans les viscères, nous avons jugé inutile de sacrifier des animaux dans des essais aussi franchement négatifs.

II. — *Uréides des acides bromo-méthyl-éthyl-acétiques*

Toutes ces uréides se sont montrées actives. L'activité s'est montrée d'un parallélisme remarquable avec le coefficient de partage.

Essais sur les poissons

	1er temps			2e temps		
$\begin{matrix} CH^3\text{-}CH^2 \\ CH^3 \end{matrix} \!>\! CBr\text{-}CO\text{-}NH\text{-}CO\text{-}NH^2$	0m50	0m48	1m02	1m04	1m08	1m10
$\begin{matrix} CH^3\text{-}CHBr \\ CH^3 \end{matrix} \!>\! CH\text{-}CO\text{-}NH\text{-}CO\text{-}NH^2$	1m04	1m10	1m18	1m40	1m50	1m30
$\begin{matrix} CH^3\text{-}CH^2 \\ CH^2Br \end{matrix} \!>\! CH\text{-}CO\text{-}NH\text{-}CO\text{-}NH^2$	1m	0m50	0m55	1m20	1m22	1m25
$\begin{matrix} CH^2\text{-}Br\text{-}CH^2 \\ CH^3 \end{matrix} \!>\! CH\text{-}CO\text{-}NH\text{-}CO\text{-}NH^2$	1m18	1m15	1m26	2m02	1m51	4m55

Essais sur le chien

1° *Uréide de l'acide 3-bromo-2-méthyl-butanoïque.* — Un chien de 12 kilos reçoit 3 gr. 60 de cet uréide par la sonde œsophagienne. La titubation apparaît au bout de 25 minutes et va rapidement en augmentant. Au bout de 30 minutes, le chien se couche et dort.

Nous avons pratiqué comme précédemment le dosage de l'halogène dans le sang et les viscères :

Sang total	680 grammes
Foie	252 —
Cerveau	64 —
Cervelet	8 gr. 50

Dosage du brome dans le sang :

Après 30 minutes........	19 mgr par litre
— 60 —	52 — —
— 90 —	85 — —
— 120 —	89 — —

Dosage du brome dans les viscères

Cerveau	31 mgr pour 100 gr.
Substance grise	37 — —
Cervelet	38 — —

2° *Uréide de l'acide α éthyl β bromo-propionique.* — L'expérience a porté sur un chien de 8 k. 500. Les réactions physiologiques ont été à peu près les mêmes que précédemment. Titubation et début de la torpeur après 30 à 35 minutes. Sommeil net après 40 minutes :

Sang total	490	grammes
Foie	193	—
Cerveau	57	—
Cervelet	6	—

Dosage du brome dans le sang

Après 30 minutes	22	mgr	par	litre
— 60 —	56	—		—
— 90 —	92	—		—
— 120 —	92	—		—

Dosage du brome dans les viscères

Cerveau	22	mgr	pour	100 gr.
Substance grise	25	—		—
Cervelet	25	—		—

3° *Uréide de l'acide α méthyl γ bromo-butanoïque.* — Essai sur un chien de 9 k. 500. On administre 2 gr. 85 par la sonde. Ici l'effet hypnotique est moins net. L'animal ne présente pas la titubation précédemment signalée dans les expériences portant sur des uréides actives. L'animal s'assoupit au bout d'une heure, et ne dort que d'un sommeil léger [1].

Sang total	520	grammes
Foie	225	—
Cerveau	54	—
Cervelet	7	—

1. A notre grand regret nous n'avons pu refaire cette expérience, notre provision d'uréide étant très faible à cause des rendements médiocres signalés précédemment. Il eût été intéressant de savoir si cette diminution d'activité était constante ou, au contraire, due à un cas individuel, toujours possible dans des réactions biologiques de cet ordre. Cependant, l'expérience sur les poissons montre aussi une intensité physiologique amoindrie.

Dosage du brome dans le sang

Après 30 minutes	....	19 mgr par litre
— 60 —	....	50 — —
— 90 —	....	78 — —
— 120 —	....	82 — —

Dosage du brome dans les viscères

Cerveau	39 mgr pour 100 gr.
Substance grise	34 — —
Cervelet	34 — —

CONCLUSIONS

Les expériences qui précèdent confirment nettement les résultats trouvés anterieurement :

1° Dans la série des uréides bromés des acides valérianiques la position en α de l'halogène près du carboxyle n'est pas indispensable, d'autres uréides où le brome est en β et γ étant actives ;

2° La ramification de la chaîne et d'influence capitale augmentant la solubilité dans l'eau et le coefficient de partage ;

3° Dans les corps de cette série, il y a un parallélisme rigoureux entre le coefficient de partage et l'activité hypnotique. Il est probable que cette loi s'applique aux homologues supérieurs, aux acides caproïques bromés auxquels appartient l'uréide de l'acide α-br-diéthyl-acétique (ou adaline) qui est active.

Il y aurait peut-être là des corps intéressants au point de vue narcotique.

ÉTUDE DE CERTAINS DÉRIVÉS DU CHLORAL

Continuant notre étude sur la narcose provoquée, nous avons été amené à étudier certains dérivés du chloral. M. Fourneau avait, en collaboration avec Mlle Brydowna, obtenu, en distillant le chloral anhydre avec les éthers d'acides oxyaminés, des composés du type

```
      R — N—CH³
      |    \
      |     \CH³
 R—C     —O
      |      \
      |       >CH—CCl³
      CO—O /
```

qui constituent des hypnotiques excellents, à peu près dépourvus de goût. Malheureusement, ces composés se saponifient facilement en donnant du chloral et l'acide aminé alcool correspondant, et sont de ce fait inutilisables. Nous avons pensé que cette instabilité était due à la présence, dans la molécule, de la fonction aminée et que parmi les éthers sels des alcoolates de chloral, pourraient se trouver des corps biologiquement actifs, et chimiquement stables. Comme on le verra par la suite, les composés obtenus n'ont pas répondu à notre attente et se sont montrés inactifs.

1° ÉTHERS SELS DES ALCOOLATES DE CHLORAL

Oliveri en 1885 avait fait agir le chlorure d'acétyle sur le chloral-allyl-alcoolate et avait obtenu l'éther acétique.

Ultérieurement Gabutti, en traitant certains alcoolates du chloral avec le chlorure d'acétyle, avait obtenu les éthers acétiques. L'un et l'autre des auteurs italiens avaient insisté sur les rendements médiocres de l'opération dus à la formation secondaire de chlorure d'acétyl-chloral.

Nous avons obtenu des rendements meilleurs en opérant en présence de pyridine en solution éthérée.

La technique a été la suivante :

L'alcoolate de chloral (1 molécule) a été dissous dans 5 fois son poids d'éther anhydre. La solution éthérée est placée dans un ballon, on ajoute 1 mol. 1/2 de pyridine anhydre et on refroidit fortement. On fait alors tomber goutte à goutte en agitant, 1 mol. du chlorure d'acide. Il se forme un précipité abondant, en même temps que la température du mélange réactionnel s'élève. Lorsque le chlorure d'acide est introduit, on adapte un réfrigérant à reflux et on porte à l'ébullition pendant 2 heures. Après refroidissement le mélange réactionnel est additionné d'eau jusqu'à complète dissolution du précipité. La couche éthérée est décantée, séchée sur du chlorure de calcium et distillée. Le résidu sirupeux est fractionné dans le vide. Après le passage d'un peu d'alcoolate de chloral non attaqué, le composé cherché passe à point fixe, avec des rendements variant de 65 % à 70 %. Une seconde distillation dans le vide permet de l'obtenir tout à fait pur.

A.) *Ether acétique du propyl-chloral*

$$CCl^3—CH\begin{cases}O—CO—CH^3\\O—CH^2—CH^2—CH^3\end{cases}$$

Le propyl-chloral préparé par Gabutti par condensation directe du chloral-anhydre avec l'alcool propylique est un liquide dense, bouillant à 120°-122°.

L'éther acétique bout à 114-116°.

0 gr. 1819 ont donné 0 gr. 3127 AgCl. — Calculé pour $C^7H^{11}O^3Cl^3$. Cl = 42,68 %. — Trouvé : 42,53 %.

B.) *Ether acétique du n butyl-chloral*

$$CCl^3—CH\begin{cases}O—CO—CH^3\\O—CH^2—CH^2—CH^2—CH^3\end{cases}$$

La condensation molécule à molécule du chloral anhydre et de l'alcool butylique normal se produit avec facilité. L'alcoolate se présente sous la forme de magnifiques aiguilles. P.F. = 49°-50°; P.E. : 129-130°.

L'éthérification par le chlorure d'acétyle aboutit avec des rendements de 78 % à l'acétal ; corps huileux, d'odeur faible, de densité supérieur à l'eau. P.E. sous 20 mm. = 129°-131°.

0,2801 donnent 0,4582 AgCl. — Calculé pour $C^8H^{13}O^3Cl^3$ Cl = 40,03 %. — Trouvé: 40,2 %.

C.) *Ether acétique de l'iso-butyl-chloral*

```
             O—CO—CH³
            /
CCl³—CH<          CH³
            \    /
             OCH²—CH<
                     \
                      CH³
```

L'iso-butyl-chloral ne cristallise pas, même à la température de — 15°. Il bout sans décomposition à 122°.

Son éther acétique, qui s'obtient suivant la technique habituelle avec un rendement de 72 %, est un liquide bouillant à 128°, sous 20 mm.

0,5884 donnent 0,9646 AgCl. — Calculé pour $C^8H^{13}Cl^3O^3$: Cl = 40 %. — Trouvé : 40,5 %.

D.) *Ether acétique du butyl-second-chloral*

```
             O—CO—CH³
            /
CCl³—CH<
            \
             O—CH—CH²—CH³
               |
               CH³
```

La condensation du chloral anhydre avec l'alcool butylique secondaire se produit avec une forte élévation de température, en même temps que le mélange prend une légère teinte rose. Le corps passe incolore à 120° -121° avec un rendement de 70 %.

L'éther acétique est obtenu avec des rendements moins bons que précédemment, 65 %. Il passe à 126° sous 20 mm.

Analyse : 0,3125 donnent 0,5109 AgCl. — Calculé pour $C^8H^{13}Cl^3O^3$: Cl = 40 %. Trouvé : 40,42 %.

E.) *Ether acétique de l'iso-amyl-chloral*

$$CCl^3-C\begin{cases}O-CH^2-CH^2-CH\begin{cases}CH^3\\CH^3\end{cases}\\H\\OOC-CH^3\end{cases}$$

L'iso amyl-alcoolate de chloral $C^7H^{13}O^2Cl^3$ a été préparé suivant la technique de Mendelsohn Bartholdy par action directe du chloral anhydre sur l'alcool iso-amylique. Il se présente après recristallisation dans un mélange de chloroforme et de ligroïne sous forme de magnifiques aiguilles fondant à 56°.

Par action du chlorure d'acétyle en solution éthérée, et en présence de pyridine, on obtient avec des rendements de 74 % l'éther correspondant bouillant à 138° sous 20 mm. Sirop épais, à peu près dépourvu de goût et d'odeur.

Analyses : 0,4550 ont donné 0,6917 AgCl. 0,5650 ont donné 0,8753 AgCl.

Calculé pour $C^9H^{15}Cl^3O^3$. Cl = 38,3. — Trouvé : 37,6 %. — 38,29 %.

F.) *Ether iso-valérianique de l'éthylate de chloral*

$$CCl^3C\begin{cases}O-C^2H^5\\H\\OOC-CH^2-CH\begin{cases}CH^3\\CH^3\end{cases}\end{cases}$$

Ce corps a été obtenu en faisant agir dans les conditions expérimentales précédentes le chlorure d'iso-amyle sur l'éthylate de chloral. Les rendements ont été bien moins bons : 41 %. Il se forme en effet une forte proportion d'iso-amylate d'éthyle.

Liquide épais, bouillant à 143° sous 20 mm., à odeur amylique assez prononcée.

Analyse : 0,1252 ont donné 0,1894 AgCl, calculé pour $C^9H^{15}Cl^3O^3$: Cl = 38,3. — Trouvé 37,3.

2° CONDENSATION DU CHLORAL AVEC LES ÉTHERS ÉTHYLIQUES DES ACIDES ALCOOLS

Tous les corps précédents ont été essayés sur le poisson et sur le chien. Ils se sont montrés complètement dépourvus d'activité. Nous nous sommes alors proposé de préparer des composés qui présenteraient comme ceux obtenus avec Mlle Brydowna une structure cyclique, pensant que la fonction biologique pouvait être liée à la présence de ce groupement.

Or, tandis que l'on obtient facilement la cyclisation en distillant le chloral anhydre avec les éthers d'acides axy-aminés, il n'en est plus de même, lorsque l'on distille le produit de condensation du chloral avec les éthers des acides alcools. Cette condensation aboutit en effet à des produits instables, se décomposant par la distillation, et il est impossible de les purifier par cette voie. Nous n'avons pu les obtenir qu'à un état de pureté relatif, en les lavant plusieurs fois à l'eau glacée, et séchant soigneusement sur le chlorure de calcium.

A) *Condensation du chloral avec le lactate d'éthyle.*

$$CCl^3CH\begin{cases} O-CH\begin{cases} COO-C^2H^5 \\ CH^3 \end{cases} \\ OH \end{cases}$$

Le lactate d'éthyle a été préparé par la méthode de Clemensen et Heitmann, en faisant bouillir pendant 24 heures un mélange de 100 gr. d'acide lactique et de 200 gr. d'alcool absolu en présence de 75 gr. de sulfate de cuivre anhydre. On obtient l'éther avec un rendement de 74 %. P.E. 154°-155°.

La condensation avec le chloral anhydre se fait à la température ordinaire. On introduit lentement l'éther lactique sur un excès d'aldéhyde en refroidissant sous un robinet d'eau. On abandonne en agitant de temps en temps pendant quarante-huit heures. On traite alors le produit de la réaction par de l'eau glacée. L'éther, plus dense que l'eau, est décanté par une ampoule à robinet, on lave aussi plusieurs fois pour dissoudre l'excès de chloral, on sèche soigneusement sur le chlorure de calcium anhydre.

L'éther ainsi obtenu se présente sous la forme d'un liquide incolore, dense, à odeur désagréable. Lorsqu'on le distille, il se décompose en ses constituants. Nous n'avons pu le faire cristalliser même à —18°.

Analyse: 0,2325 ont donné 0,3682 AgCl — 0,3014 ont donné 0,4769 AgCl.

Calculé pour $C^7H^{11}O^4Cl^3$, Cl = 40,1 % — Trouvé: 38,6-38,9 %.

B) *Condensation du chloral avec l'oxy-diéthyl-acétate d'éthyle*

$$CCl^3-CH\begin{cases}O-C\begin{cases}C^2H^5\\COOC^2H^5\\C^2H^5\end{cases}\\CH^3\end{cases}$$

L'éther éthylique de l'acide oxy-diéthyl-acétique a été obtenu par l'action du bromure d'éthyle magnésium sur l'oxalate d'éthyle. P.E. = 175°.

La condensation avec l'aldéhyde se produit difficilement avec des rendements médiocres. Le corps obtenu se décompose par distillation. Nous avons essayé de le purifier, suivant la technique précédente. Il se condense en réalité rapidement, en donnant naissance à des produits résineux.

Les deux corps précédents ont été essayés sur les poissons et sur le chien. Dans l'un et l'autre cas, ils présentent aucune propriété hypnotique, mais, par contre, ne semblent pas dépourvu de toxicité, contrairement aux corps précédents qui sont inactifs. C'est ainsi que les poissons meurent rapidement après avoir été plongés dans de l'eau préalablement agitée avec le produit de condensation du chloral avec le lactate d'éthyle, tandis que les chiens présentent une intolérance gastrique suivie de vomissements.

3° PRODUITS DE CONDENSATION DU CHLORAL ANHYDRE AVEC LES ACIDES ALCOOLS

Wallack, en 1878, avait condensé certains acides alcools, l'acide glycolique et l'acide lactique entre autres avec le chloral anhydre et avait obtenu les chloralides correspondants. Ceux-ci avaient été essayés sur le chien par Richet et Hanriot. Les résultats négatifs obtenus par ces auteurs les ont incités à étudier les produits de condensation du chloral avec le glucose et les ont mis ainsi sur la voie de la découverte du chloralose.

Nous avons pensé qu'en nous adressant à des acides à chaîne plus ramifiée, on pourrait peut-être voir apparaître des propriétés physiologiques, suivant une loi à peu près générale en pharmacodynamie. C'est pourquoi nous avons condensé le chloral anhydre avec les acides α oxy-isobutyrique et α oxy-méthyl-éthyl-acétique.

A) *Chloralide de l'acide α oxy-isobutyrique*

$$CCl^3-CH\left\langle\begin{matrix} O \\ O\ O\ C \end{matrix}\right\rangle C\left\langle\begin{matrix} CH^3 \\ CH^3 \end{matrix}\right.$$

On fait agir en tube scellé pendant cinq heures à 100° un mélange équi-moléculaire de chloral anhydre et d'acide oxy-iso-butyrique.

Après refroidissement, le tube contient une masse cristalline en la dissolvant dans l'alcool et en précipitant par l'eau et en faisant recristalliser dans l'alcool dilué.

Le chloralide ainsi obtenu se présente sous la forme de jolis cristaux fondant à 70°-71°.

Analyse: 0,3774 donnent 0,6853 AgCl — 0,2878 donnent 0,4984 AgCl.

Calculé pour $C^6H^7O^3Cl^3$, Cl = 45,8 % — Trouvé: 45,4-45,2 %.

Le corps est soluble dans l'alcool, l'éther, le chloroforme et le sulfure de carbone. Il est complètement insoluble dans l'eau.

B) *Chloralide de l'acide α oxy-méthyl-éthyl-acétique*

$$CCl^3-CH\left\langle\begin{matrix} O \\ O\ O\ C \end{matrix}\right\rangle C\left\langle\begin{matrix} CH^3 \\ CH^2-CH^3 \end{matrix}\right.$$

Ce corps s'obtient avec la même facilité et suivant la même technique que le précédent. Condensation en tube scellé pendant six heurs à 100° de quantités équi-moléculaires de chloral anhydre et d'acide α oxy-méthyl-éthyl-acétique. Purification comme précédemment.

Aiguilles blanches fondant à 74°-75°.

Analyse: 0,1884 ont donné 0,3201 AgCl, 0,2135 ont donné 0,3684 AgCl.

Calculé pour $C^7H^9O^3Cl^3$, Cl = 43,03 Trouvé: 42,27 42,10 %.

Soluble dans l'alcool, le chloroforme, l'éther, le sulfure de carbone. Insoluble dans l'eau.

Ces deux composés, essayés aussi bien sur le poisson que sur le chien, se sont montrés complètement inactifs.

L'échec de ces tentatives ne nous semble pas cependant sans enseignement. Il fait apparaître le rôle que peut jouer dans des corps de cette série un groupement animé, qui, à première vue, apparaît cependant sans tendance narcotique. Des expériences complémentaires, entreprises dans cette voie, doivent confirmer ou infirmer cette façon de voir.

SUR LES ACIDES NON SATURÉS

Étudiant certains dérivés des acides bromo-valériques et en particulier l'influence de la migration de l'halogène sur les propriétés physiologiques des corps obtenus, nous avons été appelé, pour la synthèse de ces différents acides, à employer un certain nombre d'artifices, et, entre autres, à utiliser les acides non saturés. La fixation d'HBr sur la double liaison permet en effet de situer l'halogène sur un point déterminé de la chaîne, variable avec la position de la fonction éthylénique. C'est ainsi que la synthèse des acides bromés en β s'obtient en traitant les acides non saturés en α-β par une solution concentrée d'hydracide.

Or, la préparation de ces acides n'est pas sans présenter certaines difficultés, surtout lorsque l'on s'adresse à une chaîne aliphatique non ramifiée. La migration facile de la double liaison provoque dans ce cas la formation de mélanges, dont la séparation est difficile et abaisse considérablement le rendement.

Les méthodes de préparation de ces acides sont cependant nombreuses. Une des plus simples consiste à traiter un acide halogéné par une base: quinoléine ou diéthylaniline. Ce procédé est excellent pour l'obtention d'acides non saturés, lorsque le carbone bromé est tertiaire. Ainsi l'acide α-bromo-iso-butyrique (I) donne facilement l'acide méthacrylique (II).

$$\begin{matrix} CH^3 \searrow & & \\ & C\!-\!COOH & \\ CH^3 \nearrow & | & \\ & Br & \\ & (I) & \end{matrix} \qquad \begin{matrix} CH^2 \searrow\!\!\searrow & & \\ & C\!-\!COOH & \\ CH^3 \nearrow & & \\ & (II) & \end{matrix}$$

Il réussit aussi parfaitement lorsque la ramification de la chaîne sur le carbone en β semble arrêter la migration de la double liaison.

L'acide diméthylacrylique (III) s'obtient aisément et exclusivement en traitant l'acide α-bromo-isovalérique (IV) par la diéthylaniline.

$$\begin{matrix} CH^3 \\ CH^3 \end{matrix}\!\!>C{=}CH{-}COOH \qquad \begin{matrix} CH^3 \\ CH^3 \end{matrix}\!\!>\underset{H}{\underset{|}{C}}{-}\underset{Br}{\underset{|}{C}}{-}COOH$$

(III) (IV)

Mais la technique appliquée dans la série des acides normaux est loin de donner des résultats aussi satisfaisants. Il se produit une migration de la double liaison que Rupe et Ronus attribuent à une addition, puis secondairement une élimination de HBr.

$$R{-}CH^2{-}CH^2{-}CHBr{-}COOH \longrightarrow R{-}CH^2{-}CH{=}CH{-}COOH$$
$$\longrightarrow R{-}CH^2{-}CHBr{-}CH^2{-}COOH \longrightarrow R{-}CH{=}CH{-}CH^2{-}COOH$$

Le fait est particulièrement net dans la préparation de l'acide α,β-penténoïque:

$$CH^3{-}CH^2{-}CH{=}CH{-}COOH$$

L'utilisation de la méthode précédente pratiquée par Crossley et Le Sueur aboutit finalement à l'obtention d'un mélange des deux acides non saturés en α.β et α.γ. L'acide obtenu par les auteurs précédents ne présente en effet nullement les caractères de l'acide non saturé en α,β et il est nécessaire, pour l'obtenir pur, de chauffer le mélange des deux acides avec de l'acide sulfurique dilué de son volume d'eau. L'acide en α.β reste inaltéré, tandis que l'acide en β.γ donne une lactone:

$$\begin{array}{l} CH^3 \\ | \\ CH \quad OH \\ \| \qquad | \\ CH \qquad | \\ | \qquad\; | \\ CH^2{-}CO \end{array} \rightarrow \begin{array}{l} CH^3 \\ | \\ CH{-}O \\ | \qquad | \\ CH^2 \;\; | \\ | \qquad | \\ CH^2{-}CO \end{array}$$

Un traitement ultérieur par le carbonate de soude sépare l'acide de la lactone, cette dernière n'étant pas soluble dans l'alcali. Les rendements sont par là même considérablement abaissés.

Les mêmes difficultés se rencontrent lorsqu'on essaye d'appliquer à une chaîne linéaire le procédé signalé par Einhorn et Gernsheim pour la préparation de l'acide cinnamique et qui consiste, comme on sait, à oxyder la benzylidène-acétone par l'hypobromite de soude:

$$C^6H^5\text{-}CH\text{-}CH = CO\text{-}CH^3 + 3NaOBr = C^6H^5CH = CH\text{-}COONa + CHBr^3 + 2NaOH$$

Barbier et Leser avaient appliqué cette technique à la préparation de l'acide diméthylacrylique. L'oxyde de mésityle traité par l'hypochlorite de soude donne, avec des rendements excellents, l'acide non saturé, qu'une seule recristallisation de l'eau bouillante permet d'obtenir parfaitement pur.

Si l'on applique cette technique à la préparation de l'acide linéaire correspondant les résultats sont tout différents.

MM. Grignard et Dubien, puis Fluchaire ayant établi les conditions optima de condensation de l'acétone avec les aldéhydes pour l'obtention des cétones non saturées correspondantes, nous avons préparé les éthylidènes et les propylidènes cétones:

$$CH^3\text{-}CH = CH\text{-}CO\text{-}CH^3 \qquad CH^3\text{-}CH^2\text{-}CH = CH\text{-}CO\text{-}CH^3$$

L'oxydation de ces deux cétones par la méthode de Barbier et Leser aboutit finalement à des traces d'acide crotonique dans le premier cas, d'acide $\alpha\beta$-penténoïque dans le second. Même en faisant varier les conditions de l'expérience, en refroidissant ou en introduisant le mélange oxydant goutte à goutte sur la cétone et en agitant constamment, les rendements sont mauvais. On obtient, en effet, des produits de condensation sous forme d'huile incristallisable dont il est impossible d'obtenir un produit nettement défini.

Un autre procédé pour l'obtention de ces acides a été préconisé par Komenos, Fittig et Mackenzie. Il consiste à condenser un aldéhyde avec l'acide malonique en présence d'un agent de condensation. C'est là une modification de la méthode de Perkin, qui, si elle réussit parfaitement avec les aldéhydes aromatiques, est beaucoup moins heureuse dans la condensation avec les aldéhydes aliphatiques et, quoi qu'il en soit, n'aboutit jamais à la synthèse d'acides linéaires.

Komenos, et après lui Fittig et Mackenzie, utilisèrent l'acide acétique glacial comme agent de condensation; à la température de l'ébullition la condensation se fait avec perte d'une molécule d'eau en même temps que se dégage l'acide carbonique:

$$CH^3{-}CH^2{-}COH + H^2 = C\begin{matrix}\diagup COOH \\ \diagdown COOH\end{matrix} = CH^3{-}CH^2{-}CH{-}CH{-}COOH + CO^2 + H^2O$$

La technique qui fournit l'acide crotonique en partant de la paraldéhyde avec un rendement de 50 % est peu satisfaisante pour l'obtention de l'homologue supérieur. Ici encore la température élevée favorise la migration de la double liaison, obligeant à des séparations qui abaissent un rendement déjà peu élevé.

Une amélioration à cette technique a été apportée par Knœvenagel. Cet auteur remplace l'acide acétique par l'ammoniaque ou les amines primaires et secondaires. L'agent de choix semble être la pipéridine qui, en minime quantité, produit la condensation. Cette technique est excellente pour condenser les aldéhydes supérieurs. Knœvenagel a ainsi obtenu avec de bons rendements l'acide α.β-nonylènoïque en condensant de l'énanthol et de l'acide malonique. L'aldéhyde valérique, le citral donnent aussi de bons résultats. Mais si l'on descend dans la série, les rendements sont bien moins bons, et l'on obtient en définitive un mélange d'acides non saturés, qu'il faut séparer par la technique de Fittig. Le fait semble être dû à la température élevée à laquelle on est obligé de porter la masse réactionnelle (à l'ébullition pendant douze heures), la migration de la liaison éthylénique étant favorisée par cette température.

C'est pourquoi nous avons adopté une technique peu connue citée par Weyl, dans son traité des « Méthodes de la chimie organique », due à Staudinger. Henle, dans un petit manuel très bien fait, « *Anleitung für das organische chemische Praktikum* », le cite et en donne une application dans la synthèse de l'acide crotonique.

L'agent de condensation choisi par Staudinger est la pyridine anhydre. On opère au sein de l'éther anhydre (le mieux est d'utiliser l'éther conservé sur le sodium pour les organo-magnésiens). On prépare une solution d'aldéhyde éthylique dans l'éther, en dépolymérisant 50 gr. de paraldéhyde avec quelques gouttes de SO^4H^2. Les vapeurs de l'éthanal sont soigneusement desséchées sur du $CaCl^2$ fondu et recueillies directement dans l'éther refroidi. Cette solution est versée sur 26 gr. d'acide malonique finement broyé et sec et on ajoute 20 cc. de pyridine anhydre (conservée sur la potasse). Le mélange réactionnel est plongé dans l'eau glacée. Au bout de quelques heures la réaction débute par le dégagement de CO^2 en même temps que l'acide malonique entre en dissolution. La réaction s'intensifie sans jamais devenir violente et est terminée au bout de quarante-huit heures. On sort le flacon de l'eau glacée et on l'abandonne vingt-quatre heures à la température ordinaire. On évapore l'éther dans le vide, on acidifie franchement avec HCl en refroidissant. On épuise trois ou quatre fois à l'éther que l'on sèche sur du sulfate de soude anhydre. L'évaporation de l'éther abandonne l'acide crotonique en beaux cristaux que l'on obtient parfaitement purs après une cristallisation dans l'éther de pétrole.

Cette réaction appliquée par nous à la synthèse de l'homologue supérieur, l'acide $\alpha.\beta$-penténoïque, en substituant le propanal à l'éthanal nous a donné d'emblée, avec d'excellents rendements, l'acide cherché. Après une distillation dans le vide l'acide obtenu présentait bien les caractères de celui signalé par Fittig: liquide sirupeux, cristallisant à +4°. De plus, en traitant cet acide par HBr saturé à 0, nous avons très facilement obtenu l'acide valérique bromé en β cristallisé fondant à 50°.

La réaction est générale. Elle nous a fourni l'acide acrylique en traitant au sein de l'éther et en présence de la pyridine l'acide malonique par une solution, dans l'éther, de méthanal (obtenu par dépolymérisation du trioxyméthylène).

De même les aldéhydes supérieurs permettent d'obtenir des acides non saturés à deux atomes de carbone supplémentaires. Cependant, la réaction, au fur et à mesure que l'on s'élève dans la série, devient plus paresseuse et exige une légère élévation de température. On peut, par ce procédé, préparer les acides non saturés de la série arylique: c'est ainsi que nous avons très facilement obtenu l'acide cinnamique en condensant l'aldéhyde benzoïque et l'acide malonique en présence de la pyridine, à la température ordinaire.

Cette réaction, si simple et si commode pour la préparation de ces acides, nous a paru mériter d'être signalée.

TABLE DES MATIÈRES

www.ingramcontent.com/pod-product-compliance
Lightning Source LLC
LaVergne TN
LVHW020703200726
843508LV00002B/867